Psychologie du Quotidien

YOGA

Holistique Et LA Réalisation De Soi

Dr. Lauture Massac

Traduction de la Version originale Anglaise: "Psychology of Daily Holistic Yoga and Self-Realization," Publié par Oconee Spirit Press, Waverly,

Tennessee in a First Edition, 2016.
Premiere Edition Francaise, 2017

Massac, Lauture.
Psychologie du Quotidien Yoga Holistique et la Réalisation de Soi : Lauture Massac.
ISBN : 9780692890011

1. Hatha yoga. 2. Kundalini. 3. Yoga, Kriya. 4. Yoga, Raja. 5. Yogis – Etats-Unis. 6. Yogis – Inde. 7. Méditation.

AVIS DE NON-RESPONSABILITÉ : L'auteur de ce livre ne dispense pas de conseils médicaux ni prescrit l'utilisation d'aucune technique comme une forme de traitement pour des problèmes médicaux sans l'avis d'un médecin. L'intention de l'auteur est d'offrir des informations de nature générale. L'auteur et l'éditeur n'assument aucune responsabilité pour vos actions si vous utilisez vous-même les informations de ce manuel.

Dr. Lauture Massac
(Yogi Darshan)

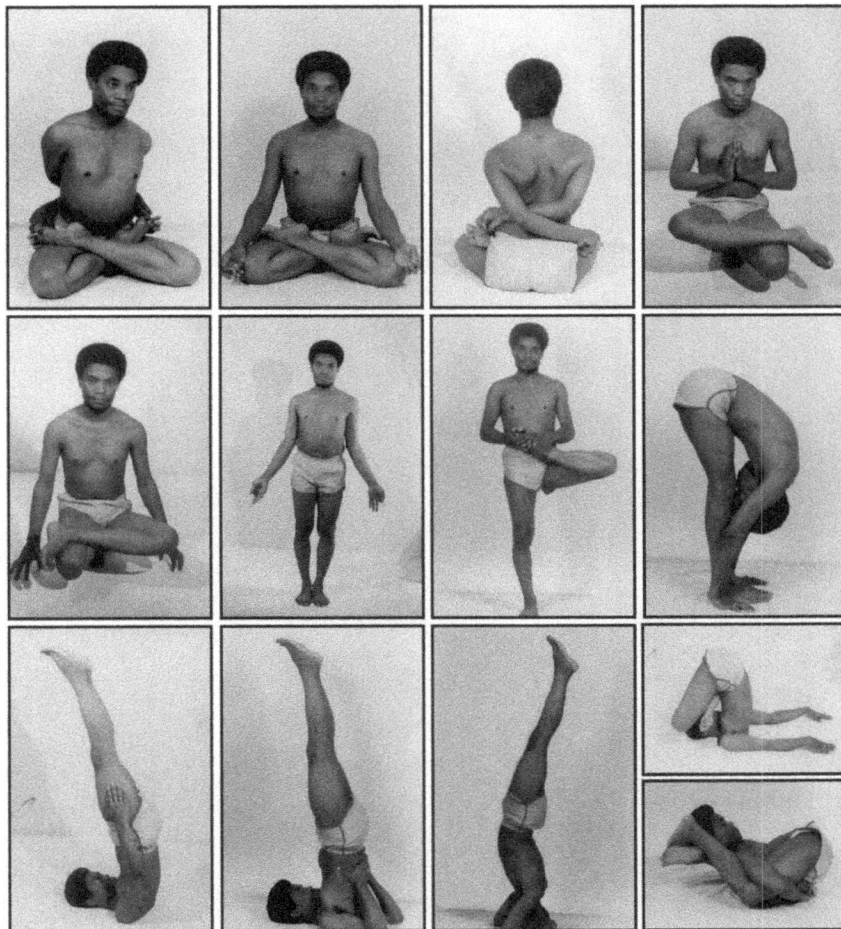

À propos de l'auteur

Lauture Massac, Ph.D. est un psychologue clinicien, spécialisé dans la dépendance chimique. Il est titulaire des permis dans les États de la Californie et du Tennessee. Il a plus de 25 ans d'expérience dans le domaine de la santé mentale. Grâce à ses connaissances en yoga, il a développé des méthodes particulières pour traiter les patients, et les autonomiser avec la connaissance de soi pour résoudre leurs problèmes de santé psychologique et mentale. Il est un rare psychologue avec un ensemble de connaissance pratique de la philosophie orientale et occidentale pour traiter les patients. Par ses inspirations, il guide ses patients à retrouver ce qui leur manquait dans leur vie.

Le Dr Massac est également connu sous le nom de Yogi Shubha Darshan Muni, son nom d'initié qui lui a été donné par son feu grand maître gourou, Swami Shri Kripalu. Avant de devenir psychologue, il a étudié le yoga en Inde dans différentes écoles de yoga. Parmi lesquelles se trouve le célèbre Lonavala Institut de Yoga, dans la ville de Poona, en Inde, où il a étudié le hatha yoga. Il est une grande sommité sur le sujet du yoga. Derrière lui se trouvent plus de 45 ans de pratiques quotidiennes de yoga personnel. Il est un érudit de Vedanta et du Samkhya philosophie, et possède également une grande connaissance du Sanskrit.

Yogi Darshan est un yogi pratique, un homme de grande sensibilité mystique. Il a consacré toute sa vie à la pratique de la méditation et aux services désintéressé de l'humanité. Il a passé plusieurs années à méditer dans des endroits les plus recules des mystérieuses chaines de l'Himalaya, entouré des maîtres éveillés, afin d'obtenir des expériences personnelles. Il a également formé des centaines de professeurs de yoga en France et aux États-Unis.

Il a dit qu'il a attendu d'arriver au sommet de ses expériences de yoga avant d'écrire ce livre. Cette œuvre est le produit de ses plus de 45 ans de pratique quotidienne du yoga holistique. Il y a déjà beaucoup de livres écrits sur le sujet du yoga, mais celui-ci est unique, car il offre les expériences et les pensées d'un maître vivant pour arriver à la découverte de soi.

DEDICACE

Ce livre est en mémoire du Maître du Yoga, **Swami Shri Kripalu (Bapuji).** Il a été le dernier Yogi indien réalisé du 20ème siècle. Je suis béni d'être le premier occidental à faire partie de sa lignée, et aussi le premier qui a été initié à la connaissance ésotérique du Yoga.

En outre, une pensée spéciale à mon frère gourou, **Yogi Amrit Desai,** qui est l'un des grands pionniers vivants du yoga dans le monde occidental. Lorsque nous nous sommes rencontrés en 1971 à Rishikesh, en Inde, son invitation à rencontrer son gourou, Bapuji Swami Shri kripalu, a changé ma vie.

Ce livre est également dédié à mon fidèle disciple, **Maître Gérard Delerme (Jyoti),** humanitaire et éducateur, qui a été l'un des premiers initiés dans le Kripalu Yoga en Haïti. Il a toujours gardé contact avec moi, il voulait voir ce livre, et jusqu'à ses derniers jours, n'a jamais manqué à sa pratique de la méditation.

Enfin, ce livre est aussi dédié à **Yolande Lubin (Gunatirta),** fidèle dévot, et à tous les autres pionniers du Yoga dans les pays occidentaux. À tous les gourous, les instructeurs de yoga, qui ont établi des studios de yoga, centres et ashrams, et par leur bonne volonté, d'une manière ou d'une autre, ont apporté le bien-être, la paix et l'espoir à des millions.

INTRODUCTION

Depuis son apparition sur terre, l'homme n'a jamais cessé de ressentir la vulnérabilité de son corps. En vivant sous le ciel et en constante exposition aux forces de la nature, il est envahi par des sentiments de peur qui créent le besoin de rechercher de la protection.

Il espère ainsi protéger son corps des blessures, des maladies et même de la mort. Il vénère différentes choses de la nature que son imagination peut considérer comme des prodiges, comme le soleil, la lune, les rivières, les arbres, certaines pierres, … Dans sa recherche de contrôle du corps, il découvre les vertus secrètes de nombreuses plantes qui soignent les maladies, améliorent la santé et procurent même des effets psychédéliques.

La Bible relate l'histoire de certains hommes pouvant vivre plusieurs centaines d'années (Genesis 5.5; 5 : 27, 9 :29). Pour avoir réussi à vivre aussi longtemps, ils ont dû avoir accès à des connaissances du corps profondes et secrètes.

Lors des premiers jeux Olympiques en 776 av. J.C., les épreuves n'avaient pas seulement un but compétitif, elles étaient aussi pratiquées pour une bonne santé et pour le contrôle du corps (Spivey, N. 2012). Par conséquent, on peut dire que les humains n'ont pas été créés pour rester immobiles comme un arbre. Ils ressentent la nécessité de bouger les membres, de fléchir le corps de haut en bas et de se tourner. En partant de ce point de vue, nous pouvons avancer que depuis le début de la création, les humains pratiquèrent une sorte de yoga, sans même le savoir.

Lorsque vous vous levez le matin, votre première réaction est d'étirer vos jambes et vos bras, de réguler automatiquement votre respiration et de bâiller. Le yoga est-il une invention de quelqu'un en particulier ? Certainement pas, il est virtuel dans tout un chacun, les animaux inclus. Cependant, c'est seulement chez les humains que le yoga peut-être totalement développé.

Même Vacaspati et Vijnana Bhiksu, les deux grands observateurs de Vyasabhasya, étaient d'accord pour soutenir que Maharishi Patanjali, le fameux auteur de Yoga Sutras, n'était pas le créateur du yoga, mais uniquement un éditeur (Misra, V. 1974). Les études analytiques des sutras renforcent la conviction qu'ils n'apportent pas une démarche originale, mais plutôt une maîtrise et une compilation systématique qui était aussi enrichie en fonction des besoins.

La manière systématique, dont les trois premiers chapitres sont écrits par le biais de définitions et de classification, montre également que le contenu était déjà existant et que Pantajali l'a seulement systématisé.

Beaucoup de chercheurs ont essayé d'établir une date à l'apparition et à l'origine du yoga, mais ils ont tous échoué. Maharishi Patanjali, qui a écrit les sutras du yoga en 200 environ av.J.C, n'était pas le premier auteur à écrire à ce sujet. Il est reconnu que bien avant, d'autres rishis ont écrit de tels Upanishads sur le yoga, en incluant Sandilys, Yogattwa, Dhyanabindu, Hamsa, Amritanada, Varasha, Mandala, Brahmana, Nadabindu, et Yoga Kundalini Upanishads.

On peut également affirmer que la science du yoga n'est pas uniquement le privilège de l'Inde, comme il semblait l'être. Il y a une fausse croyance de la part de certaines personnes pensant qu'en dehors des exercices de yoga pratiqués dans de nombreux studios aux Etats-Unis, les Occidentaux ne sont pas aptes à pratiquer le véritable yoga ésotérique. Le yoga doit pouvoir être appliqué à tous les êtres humains, peu importe leurs pays d'origine, car cette pratique est déjà à l'intérieur du corps de chacun.

Les sciences médicales révèlent que l'une des causes principales d'attaque cardiaque est la formation de plaques dans les artères, conduisant à une diminution de la circulation sanguine. Avez-vous déjà vu un tuyau dans lequel de l'eau propre ne s'était pas écoulé pendant plusieurs mois ? Qu'est-ce qui se passe ? Il devient encombré et toutes sortes de bactéries peuvent s'y développer. Le même phénomène se produit dans un corps humain qui ne possède pas une circulation sanguine correcte. Les infections commencent à se développer et toutes sortes de maladies sont prêtes à s'attaquer aux organes. Un corps mort se décomposera en quelques heures, car il n'y a plus de circulation du sang.

Les exercices de yoga ne vont pas seulement aider votre circulation sanguine, mais ils vont de surcroît purifier le sang. Le yoga est plus que de simples exercices physiques pratiqués pour le maintien du corps. Les asanas yogiques, quand elles sont exécutées doucement et de la bonne manière, agissent profondément sur les cellules du corps, purifient ainsi le sang et vous débarrassent des maladies dissimulées.

Quel est le but de la vie, si ce n'est que le bonheur ? Comment pourrait-il en être autrement ? Tout le monde sur terre aspire au bonheur, c'est un droit élémentaire pour chacun de nous. Étant jeune, lorsque nous vivions sous le toit de nos parents, nous luttions pour aller à l'école et pour développer notre intellect dans l'espoir plus tard d'occuper une bonne place dans la société. Une bataille similaire se livre pour réussir dans les affaires et pour l'accumulation de biens matériels. Malheureusement, beaucoup de personnes sont à la recherche du bonheur d'une mauvaise manière. Dans une société saine, nous observons souvent des enfants en état de surpoids et qui deviennent obèses une fois adultes, avec tous les problèmes de santé en conséquence. Le corps, qui est le véhicule dans lequel tous les désirs peuvent être assouvis, est habituellement négligé. Les maladies ont de ce fait, signé un compromis avec le corps. Elles continuent de le malmener de temps en temps et même si la richesse et la gloire sont des objectifs atteints, il n'existe pas d'état permanent de joie et de bonheur. L'esprit et le corps ne sont pas en harmonie.

L'expérience personnelle du yoga a pour but d'aider à acquérir une bonne santé, avec un esprit équilibré dans un corps sain. Quand la paix et la joie sont atteintes à l'intérieur, alors il devient possible de répandre le bonheur à notre entourage par un amour divin. À cause des souffrances, une personne malade peut avoir des difficultés à rendre son entourage heureux. Aux niveaux psychologiques et émotionnelles, elle se sent faible et demeure indifférente à la notion de bonheur ; par conséquent elle devient une source de préoccupations constantes pour ses proches. Le yoga peut aider à acquérir la maîtrise et la confiance en soi, avec un corps et un esprit sains.

Les personnes qui s'identifient à toutes les publicités qu'ils reçoivent quotidiennement à travers la technologie et qui considèrent le corps comme un sac de poubelle dans lequel tout se jette, doivent garder chez eux en permanence une petite armoire de pharmacie privée bien achalandée. Toute leur vie dépend des médicaments. À chaque fois qu'une anomalie de la pression sanguine ou de la glycémie dérègle leur corps, ils doivent en vitesse se diriger vers cette pharmacie pour quelques cachets de secours. Pour eux, il est plus simple d'avaler un cachet pour atténuer momentanément la douleur, que de suivre une discipline de yoga qui leur apportera un état de santé stable. Cependant, il faut se rappeler qu'à chaque absorption de drogue par l'organisme, une réaction négative est engendrée dans une partie différente du système.

La pratique régulière des postures du yoga maintient la chaleur corporelle et purifie le sang. La circulation dans les artères, les muscles et les articulations est améliorée, et les douleurs sont soulagées. Une personne souffrant d'arthrite rhumatoïde trouvera de grands bénéfices dans la pratique régulière des postures de yoga douces. De nombreux adeptes du hatha yoga, qui souffraient de symptômes d'arthrite, ont reporté d'incroyables améliorations dans leurs vies, avec une diminution des inflammations et plus de souplesse articulaire.

Il y a un vieux proverbe qui dit que « la plupart des problèmes sont créés par soi-même ». Si une personne vit une vie sage, en harmonie avec la nature et sans porter préjudice à son corps, alors cet individu devrait jouir d'une vie saine sans maladies chroniques. Nous pouvons dire que le corps a besoin de trois éléments essentiels pour rester sain : un air pur, des aliments appropriés et de l'exercice.

Par exemple, prenez un chien vivant dans la nature ; il est débordant d'énergie. Il profite d'un espace assez grand pour pouvoir courir, se dépenser et pour respirer de l'air frais. Un tel chien vivra probablement longtemps et mourra de vieillesse sans aucune maladie. Mais prenez un autre chien qui auparavant vivait sainement dans la nature. Il est maintenant adopté et vit en appartement. Il mange de la nourriture spéciale pour chien. En pensant qu'il jouit d'une vie confortable, choyé par l'amour inconditionnel de son maître et éloigné des peurs d'une attaque possible d'un prédateur quelconque. Vous noterez que, les années passant, il développera les mêmes types de maladies dont les humains sont victimes (cancer, ulcères, arthrite, ...). Il n'y a rien d'aussi pur qu'une vie naturelle, remplie d'air frais et d'espaces ouverts propices à l'exploration.

Oui, le yoga est une science curative et préventive. Toutefois, on ne devrait pas attendre que le corps soit envahi par la maladie pour commencer à pratiquer le yoga et espérer un remède miracle. Un individu déjà orienté vers un style de vie sain qui a l'avantage d'avoir un corps jeune pour commencer la pratique du yoga. Si cette personne n'était pas consciente des bienfaits du yoga ou n'aurait pas eu l'occasion de le pratiquer, et que maintenant en vieillissant, des douleurs et des souffrances attaquent son corps, le yoga peut toujours l'aider. Cependant, elle ne devrait pas s'attendre à une guérison miraculeuse. En accord avec mon expérience d'enseignant, beaucoup de gens ayant un corps usé, que la science médicale ne peut plus aider, se mettent au yoga après des années de souffrances et espèrent être guéris en dix jours. Si le miracle attendu ne survient pas pendant cette courte période de temps, ils abandonnent la pratique du yoga et critiquent cette discipline sans même y réfléchir.

Les étudiants du yoga holistique doivent garder en tête que le yoga est un style de vie. Ce n'est pas un médicament miracle bon marché transmis par un gourou qui va régler tous vos problèmes. Tout d'abord, on doit avoir le désir de vivre dans un corps sain et de profiter de toutes les bonnes choses de la vie. Cela nécessite une discipline personnelle pour atteindre ce but. Habituellement, des personnes viennent au yoga pour plusieurs raisons, et le yoga holistique a quelque chose à offrir pour chacun d'entre nous. Si vous souffrez de dépression, d'anxiété ou de problèmes psychologiques graves, vous devriez chercher de l'aide auprès des professionnels de la santé mentale avant de pratiquer le yoga holistique. Cependant, ceux qui ont des problèmes émotionnels peuvent toujours bénéficier des premières leçons de hatha yoga ; en ce qui concerne des stages avancés, un gourou ou un instructeur expérimenté est nécessaire. Le but du yoga est de réussir à avoir un esprit équilibré dans un corps sain.

Il a été démontré au début de cette introduction que le yoga était déjà en tout en chacun de nous. Une personne en détresse qui a lu au sujet de la pratique du yoga peut se demander pourquoi le yoga ne l'aide pas dans sa vie. L'exemple suivant peut répondre à cette question : imaginez que vous viviez dans une pièce froide. Il fait si froid que vous pouvez ressentir votre sang se glacer et tout votre corps tremble. Mais dans un coin se trouve une belle cheminée avec beaucoup de bois et des allumettes. Vous êtes si paresseux que vous n'avez même pas la force de l'allumer et de faire du feu pour votre propre intérêt. Alors qui sera le responsable ? Personne d'autre que vous. Pour que le yoga soit utile, vous devez l'allumer dans votre propre corps et l'alimenter régulièrement pour éviter qu'il ne s'éteigne.

À propos de la paresse, je vais vous raconter une histoire bien connue en Inde. Il y avait un homme si paresseux qu'il ne voulait même pas faire un effort pour se faire à manger. Il allait de porte en porte mendier pour survivre. Un jour, alors qu'il voyageait à pied vers un village, il eut si faim qu'il ne pouvait plus continuer à avancer. Il s'arrêta donc sous un manguier plein de mangues bien mûres. Il se coucha sous l'arbre et les mangues commencèrent à tomber près de lui. Il ouvrit à peine les yeux et demanda de l'aide. Une mangue tomba à côté de sa bouche ; il tourna juste la tête et ouvrit la bouche pour la manger. Il ne pouvait même pas soulever sa main pour la saisir.

La beauté de la science du yoga réside dans le fait que vous pouvez atteindre tout ce que vous voulez, mais vous devez faire un effort. Il y a un vieil adage qui dit : aide-toi toi-même et le Ciel t'aidera. Dans ce monde, il y a des personnes qui se disent croyant en Dieu ; cependant, ils font appel au Seigneur seulement dans les moments de détresse - quand ils souffrent d'une maladie, de difficultés financières et de bouleversement dans leur vie. Dès que leur situation s'améliore, avec plus de sécurité financière, ils oublient tout au sujet de Dieu. S'ils ne sont pas assez chanceux et que leurs prières restent sans réponse, alors ils perdent la foi en Dieu. D'autres disent qu'ils ne croient pas en Dieu, mais dès qu'ils sont affectés par des calamités, ils invoquent le Seigneur pour une intervention divine.

Le yogi sait qu'il ou elle est un petit fragment de Dieu et que dans ce petit fragment, toutes les bonnes qualités du Seigneur sont virtuelles. Il est, en conséquence, une créature bénie qui peut être heureuse, se réjouir pleinement de sa vie, tout en attendant la libération finale, ou l'union avec le Seigneur.

N'est-il pas écrit dans la Bible que l'homme fut créé à l'image de Dieu ? Le Seigneur Jésus n'a-t-il pas dit : " Moi et mon père sommes un, et vous aussi, vous serez à ma droite pour partager avec moi son royaume ? " Alors pourquoi devrions-nous penser que nous sommes tous nés pécheurs, qu'il n'y a aucun moyen de nous purifier, et que nous sommes donc condamnés à souffrir d'un karma négatif ?

Pourquoi tant de haine et de violence dans notre société et tout autour du globe ? Pourquoi certains groupes fanatiques utilisent-ils la religion pour terroriser autrui ? Pourquoi les riches désirent toujours plus et n'hésitent pas à s'emparer jusqu'à la dernière pièce des plus pauvres ? Pourquoi certains puissants dirigeants, en prenant le pouvoir, pensent-ils d'abord à leur propre intérêt, au mépris du bien-être du peuple ? Pourquoi les nations les plus fortes pensent-elles que leur mode de vie ou leur culture est supérieur à celles des nations les plus faibles? Le comportement égoïste n'est pas forcément inné, il se développe à travers le processus de la nature et des acquis. C'est une caractéristique personnelle. L'intégrité et l'aspiration spirituelle se développent selon plusieurs facteurs, notamment psychologiques, émotionnels, et selon une certaine vision des règles de société et de justice.

Chaque matin, le soleil se lève et répand également ses rayons sur tout le monde, qu'il soit bon ou mauvais. Le problème demeure chez l'homme qui ne se connaît pas lui-même, qui n'a aucune maîtrise de soi et qui est un fauteur de troubles permanents pour lui-même comme pour les autres. Chacun de nous est conscient que la vie est courte, qu'il n'y a aucune garantie sur le temps qui nous est imparti et sur le jour où surviendra notre départ de cette terre. Cependant, beaucoup de gens se comportent comme s'ils étaient immortels et maîtres du monde. Au 21ème siècle, nous vivons dans une société de technologie, où les esprits brillants ont créé des produits merveilleux pour rendre nos vies plus confortables. Alors que la grande majorité des êtres vivants n'ont qu'une connaissance limitée d'eux-mêmes. La science du yoga commence avec le corps et nous aide à comprendre notre place dans l'univers.

La philosophie du yoga est théiste, bien qu'elle ne soit pas une religion. Une personne pourvue d'un esprit religieux n'est pas nécessairement croyante. Comme nous le savons, à travers l'histoire et même actuellement, de nombreuses atrocités sont commises au nom de Dieu. La religion est une idée créée par l'homme pour contrôler un groupe de personnes, tandis que la foi dans un être suprême est un sentiment intérieur qui apporte le bonheur, la paix, l'amour divin et l'espoir d'une vie meilleure.

Un yogi ou yogini a le droit et le choix total de croire en n'importe quelle forme de Dieu sortie de son imagination. La mythologie hindoue est composée de trente-trois millions de formes différentes de Dieu, bien qu'ils croient en un seul Brahma Suprême (Dieu). En Inde, vous pouvez voir que dans des temples, certains dévots vénèrent Dieu en l'image de Shiva. Dans un autre, une personne idolâtre Kali Mata, alors que dans un troisième temple, une dame adore l'image de Krishna. Pourtant, personne n'aura le sentiment que son idée de Dieu est supérieure à celle d'un autre fidèle et personne n'essaiera de convertir l'autre ou d'argumenter. Au contraire, dès qu'une dévote de Shiva a fini d'adorer son Seigneur, en rentrant chez elle, si elle voie sur son chemin un temple de Krishna ou d'autres images de Dieu, elle s'incline et lui témoigne son respect. Cela est l'ancienne pensée transcendantale que Dieu est partout, omnipotent et omniprésent.

Chacun a le droit de vivre en paix. Notre devoir est donc de lutter pour la paix à travers notre propre exemple de tolérance et d'amour universel. Ainsi faisant, nous pouvons transmettre à nos enfants et aux nouvelles générations, l'envie de devenir des individus meilleurs pour notre société. La pratique quotidienne du yoga conduit à la maîtrise de soi et à la paix intérieure. Quand on a atteint la paix, il n'est plus nécessaire de se disputer avec ses voisins. Si tous les dirigeants et souverains des nations étaient des yogis et des yoginis, ne pensez-vous pas que le monde serait un endroit meilleur ? Les gens du peuple sont comme des soldats d'une armée suivant les ordres de leurs supérieurs. Il appartient aux dirigeants de créer un monde meilleur pour tous, par la démonstration d'un commandement sage et exemplaire. Je dois reconnaître la sagesse de l'actuel dirigeant de l'Inde (le Premier Ministre Narendra Modi, praticien de yoga), qui a fait du yoga le cœur du développement de l'Inde. Nous avons souvent vu, au cours de certaines occasions à New Delhi et dans d'autres villes, les employés du gouvernement, les soldats, les étudiants universitaires et le grand public, prendre part par milliers aux exercices de yoga et de méditation. Une telle réunion massive de yoga se déroule également partout dans le monde pendant la journée internationale de yoga. Le 11 décembre 2014, l'Assemblée générale des Nations Unies a adopté une résolution qui a été approuvée par 177 pays, déclarant le 21 Juin comme la Journée internationale du yoga (Ban Ki-moon, Secrétaire général de l'ONU, 2015).

Il est écrit, dans les Purânas (écritures yogiques), les enseignements fondamentaux suivants du yoga : Ahimsa (ne pas blesser), Satya (vérité), Asteya (absence de vol), Brahmacharya (contrôle sexuel), Aparigraha (absence d'avidité) et Saucha (pureté), Santosha (contentement) ... comme Niyama. Selon ces puranas, les sadhakas ou adeptes du yoga ne peuvent accéder à une réussite totale sans que ces règles de moralité ne soient observées.

De cette déclaration des écritures yogiques, vous pouvez comprendre que derrière les exercices physiques communément connus du yoga, se trouve quelque chose de bien plus profond. Si vous explorez seulement le côté exotérique de la science du yoga, ne soyez pas effrayés par l'enseignement des Puranas. Vous ne devriez pas vous sentir dans l'incapacité d'observer toutes ces règles et conclure que le yoga n'est finalement pas pour vous.

Dans tous les pays en développement ou développés, les enfants doivent commencer l'école vers l'âge de cinq ans. Mais tous ne suivront pas des études universitaires et ne seront pas diplômés. Cependant, tous devraient connaître au moins leur alphabet, être capable de lire et d'écrire afin de devenir de bons citoyens et des membres productifs de la société. Ce qui est essentiel pour les nouveaux pratiquants du yoga, est un désir de garder un corps et un esprit sain, afin de profiter de la vie. La réalisation du but suprême du yoga dépendra du talent spirituel et du karma de chacun.

De la même manière, il n'est pas nécessaire à tout le monde de détenir un doctorat pour gagner sa vie et prendre soin de sa famille. Il n'est donc pas nécessaire pour vous de devenir un yogi pleinement réalisé pour être en bonne santé et jouir d'une vie paisible et harmonieuse avec vos proches. Pouvez-vous mettre dix gallons d'eau dans une bouteille de cinq gallons? Seule une personne insensée et mentalement malade s'y essaiera.

De même dans le yoga, vous ne devriez pas essayer d'aller au-delà de votre propre capacité.

L'arbre du yoga est composé de nombreuses branches. Ce livre traite de l'arbre entier. Dans les chapitres suivants, divers aspects philosophiques du yoga seront abordés. L'étudiant du yoga holistique est également bien informé au sujet de la littérature indienne de la réalisation de soi. L'étude de la philosophie du Vedanta, la Bhagavad Gita, les Upanishads, etc. sont tous des éléments que les yogis utilisent pour accéder à la réalisation de soi. Dans le Vedanta, qui peut être classé sous Jnana yoga (la connaissance intellectuelle), il n'est pas donné une grande importance au corps. L'accent est mis sur le raisonnement philosophique sur Dieu. Le corps est considéré comme une illusion, *maya*, bien qu'il soit visible à l'œil nu. Il est considéré comme une masse d'impureté, résultat du karma de chacun. Aucune discipline n'est prescrite pour le corps à travers des exercices afin de le maintenir en bonne forme. La philosophie du Vedanta est surtout intellectuelle, fondée sur l'étude des écritures, des hymnes, des rites et des répétitions de mantras. Cette pratique est censée être efficace pour garder l'esprit en harmonie avec les vibrations de Dieu.

Le but de ce livre n'est pas de vous transmettre une théorie secrète du yoga qui fera de vous un Superman ou une Wonder Woman. Il est d'informer et d'encourager tous les amateurs de yoga que le merveilleux corps qui nous a été offert à notre naissance, ne doit pas être considéré comme un fardeau, une source de misère et de malheur. Vous avez l'opportunité et la possibilité de développer le yoga intérieurement grâce à un changement de mode de vie simple, dans le but d'atteindre une bonne santé et le bonheur que vous méritez.

Beaucoup de livres ont déjà été écrits sur le sujet du yoga par des savants éminents, des gourous ou des experts. Ce livre n'a donc pas pour objectif d'en ajouter un autre sur les étagères de bibliothèque, mais plutôt d'apporter aux autres le témoignage de mes expériences personnelles de l'ancienne science du yoga, aujourd'hui si populaire dans les pays occidentaux.

C'est pour cette raison que pendant mes premières années de pratique du yoga en Inde, beaucoup de frères de mon gourou et de professeurs m'ont demandé d'écrire sur mes expériences de méditation. J'ai toujours refusé en leur disant que pour le moment, je n'ai rien à ajouter à ce sujet. Il y a vingt-cinq ans, j'ai commencé à écrire sur le yoga, mais je conservais le manuscrit dans un tiroir. Ce n'est que tout récemment, après plus de quarante-cinq ans de méditation yogique régulière, que j'ai décidé d'écrire ce livre. Je suis un yogi mais aussi un psychologue, et j'ai toujours eu un esprit scientifique. Je n'ai jamais rien accepté aveuglément sans l'avoir expérimenté préalablement. C'est pour cette raison que, lorsque je vivais en Inde, je rencontrais dans ma quête de vérité, des gourous entourés de leurs nombreux disciples, qui me considéraient comme un étudiant dérangeant et incapable. Je touchais leurs egos dissimulés en posant trop de questions.

En Inde, il y a beaucoup de gourous vêtus de robes rouges à la recherche d'une certaine renommée et de célébrité. Pour être bien accepté, il faut se rendre aveuglément, comme tout le monde, sans poser de questions. On vous dira que le gourou pensera pour vous, et tout ce que vous avez à faire est de suivre les instructions à la lettre, et vous obtiendrez la bénédiction qui va résoudre tous vos problèmes. Un homme comme moi, croyant en la liberté et sachant que l'on ne peut recevoir quoi que ce soit sans fournir un effort personnel, ne pourrait jamais accepter la pensée d'un tel maître.

Cependant, au cœur des mystérieuses chaînes de l'Himalaya, se trouvent encore des maîtres vivants reclus qui sont restés très simples et qui s'habillent comme tout le monde. Le plus souvent, ils n'ont pas de disciples, ou ont alors un ou deux dévots seulement. Si vous avez un bon karma et êtes assez chanceux, vous pourriez être amené à rencontrer de tels yogis. S'ils sentent que vous êtes sincère, désintéressé, et qualifié pour les connaissances profondes du yoga, ils peuvent alors vous guider sans aucune contrepartie.

Je suis né et j'ai grandi dans une famille catholique très orthodoxe. Tous les jours, matin, midi et soir, avant les repas et le coucher, nous devions tous réciter nos prières et entonnions quelques versets de la Bible que nous devions mémoriser. Même si certains d'entre nous étaient déjà endormis, mon père nous réveillait pour accomplir nos prières quotidiennes. Même si dès mon enfance, je fus doté d'un esprit spirituel, j'ai toujours ressenti qu'il y avait un lien entre le corps, l'esprit et les sentiments pour Dieu. J'avais l'habitude de faire involontairement des postures de yoga dans mon lit, en me tenant sur la tête, couché sur le dos et allongeant mes jambes au-dessus de ma tête ; Et je me sentais bien. J'ai toujours été quelqu'un ouvert d'esprit. Je ne me suis jamais senti coupable d'aller dans une église Protestante, Adventiste ou dans une autre secte chrétienne, alors que si mon père l'avait appris, il m'aurait puni. J'ai toujours senti que Dieu est partout et surtout là où les gens de bonne volonté prient.

Haïti est mon pays natal où le vaudou est une religion commune, surtout parmi les masses. J'avais aussi l'habitude d'assister avec quelques amis à certaines cérémonies vaudou chaque fois que j'en ai eu la chance. Après y avoir assisté, je suis allé à mon église dans la salle confessionnelle; je n'ai jamais avoué cela au prêtre, car je ne ressentais aucune culpabilité.

La science du yoga est en effet une technique pratique, et les écritures yogiques sont considérées comme une immense carte qui ne donne que des informations à une échelle régionale. Supposez que vous n'avez pas vu la Californie avant et que vous souhaitez y aller. Vous pouvez prendre une carte et recueillir beaucoup d'informations sur la Californie. Cependant, la carte ne vous dira pas quel genre de spectacle est annoncé pour ce soir au théâtre à l'angle de la rue, ou si un policier dirige la circulation. Si vous voulez savoir tout cela, vous devrez y aller et le découvrir par vous-même. Il en est de même pour le yoga. Discours, discussions et lectures ne sauront satisfaire un véritable chercheur. Seule la pratique peut vous convaincre de son efficacité pour atteindre votre objectif. C'est ce que j'ai fait. Je pratique la méditation du yoga naturellement depuis presque cinquante ans, et j'aime ça. J'en ressens même une certaine addiction, il est nécessaire à mon corps au même titre que la nourriture et apporte un bon équilibre à mon esprit.

Dans les chapitres suivants, une grande partie du livre sera attribuée à une étude pratique du hatha yoga en douze leçons, sous tous ses différents aspects. Le but de la première partie des leçons est de vous donner quelques conseils pratiques pour vous rappeler quelques notions préliminaires sur l'anatomie et la physiologie et de les enseigner à travers la lumière du yoga pour une meilleure compréhension du fonctionnement des chakras dans le corps. Comme nous le savons, le corps humain est complexe, et chaque posture de yoga a un effet particulier sur l'organe interne ciblé.

La deuxième et la troisième partie du livre exploreront différentes approches du yoga. Enfin, le Raja Yoga sera étudié avec une synthèse complète de toutes les approches de yoga. Cette partie sera appelée : *Psychologie du Quotidien Yoga Holistique et la Réalisation de Soi.*

À la fin, vous apprendrez qu'il y a deux types de yoga, l'un est <u>exotérique</u> et l'autre est <u>ésotérique</u>. Le yoga exotérique est celui qui peut être écrit sur papier et expliqué en théorie. Pour le yoga ésotérique, je ne peux que vous en donner une idée et vous le désigner du bout du doigt dans l'horizon. Ce sera à vous, afin d'élargir votre champ de vision, de prendre un télescope et d'essayer de découvrir de quoi il s'agit.

Lauture Massac, Ph.D. (Yogi Darshan)
2016

TABLE DES MATIERES

CHAPITRE I

LE CONCEPT DU GOUROU

Depuis l'arrivé du yoga en Inde, il a été d'une grande nécessité de rechercher avant tout un gourou (maître spirituel) afin d'apprendre la science du yoga. Dans l'antiquité, les maîtres vivaient avec leurs disciples dans des lieux isolés près du rivage des rivières, dans les forêts ou dans les montagnes. Ces maîtres étaient des êtres éveillés, éclairés, et ayant une connaissance profonde de la science yogique. Dans ces endroits reclus, des maîtres spécialisés dans les différentes branches du yoga pouvaient-y être rencontrés.

À cette époque, l'étude des sciences spirituelles était couplée à celle du développement des sciences intellectuelles. Dans les villes, dans les banlieues ou dans les forêts, se trouvaient de nombreux ashrams et leur gurukula, qui littéralement signifie la place de l'enseignant (Prabhupada Swami, 1970). Dans ces gurukula, ou écoles pour les jeunes dirigées par un gourou, en plus des études sanskrit considérées comme un langage céleste, la connaissance anatomique du corps physique a été enseignée aux jeunes à travers la pratique du hatha yoga.

Selon le gourou, une connaissance réelle est impossible sans le contrôle des sens. Il faut d'abord connaître le fonctionnement de chaque organe et membre du corps, ensuite vient la maîtrise de l'esprit.

En ce temps-là, le véritable succès dans la vie n'était pas d'acquérir une grande connaissance intellectuelle ni de se garantir une richesse matérielle. Un esprit bien maîtrisé et équilibré était l'ambition de tous ceux qui cherchaient à vivre une vie harmonieuse avec eux-mêmes et avec la nature.

Durant cette époque, le gourou était l'enseignant qui pouvait indiquer le chemin pour atteindre cet objectif. L'aspirant ne pouvait penser à commencer une discipline spirituelle sans l'aide d'un gourou. Il était aisé d'en trouver un parce que c'était la norme. Ces grands maîtres étaient les guides de la société et par conséquent étaient disponibles pour quiconque en ressentait le besoin dans sa quête de développement de soi.

De nos jours, dans notre civilisation moderne, trouver un maître authentique et disponible afin d'apprendre les sciences spirituelles est devenu très difficile. Il est encore plus difficile de trouver un étudiant véritablement apte à recevoir la connaissance du gourou. Ainsi, au lieu de perdre du temps précieux à la recherche d'un gourou physique, on devrait commencer par orienter notre recherche vers l'intérieur. Différents moyens sont disponibles pour stimuler votre inspiration : bons livres de yoga, conférences, centres de yoga, sites de yoga spirituel en ligne, etc. Si vous n'êtes pas prêt à rencontrer le gourou, vous pourriez l'avoir juste en face de vous sans même le savoir. Votre esprit impur verra en lui ou en elle, un imposteur peu fiable, pouvant être le reflet de votre propre projection. Aujourd'hui au 21ème siècle, les maîtres ont-ils encore une apparence physique ou existent-ils uniquement à un niveau spirituel supérieur ?

Nous vivons dans un monde chaotique avec des bouleversements incessants qui affectent l'humanité : guerres régionales, attaques terroristes, crises de réfugiés, fusillades à l'école, problèmes raciaux et catastrophes naturelles. Tout cela pourrait amener l'observateur superficiel à penser que la planète et l'humanité sont dominées par des forces négatives et que par conséquent elles avancent sans guide ni but à travers l'infinité cosmique de l'espace.

Nous pouvons affirmer que cela est un raisonnement erroné. À un niveau supérieur, les maîtres éclairés observent et dirigent en permanence le processus de l'évolution, en accord avec les projets divins invisibles aux yeux de tous, à l'exception des âmes avancées pouvant parfois pénétrer leur environnement à travers la méditation. De temps en temps, certains de leurs jeunes frères sont envoyés physiquement dans différentes parties du globe pour guider et inspirer les étudiants sincères.

Le gourou travaille pour le bien être de l'humanité sur deux plans. Comme un grand frère ou une sœur aînée, lui ou elle prend un corps physique pour vivre parmi les chercheurs spirituels afin de les inspirer vers le chemin de la connaissance. Dans un aspect transcendantal, le gourou maintient une forme invisible pour guider les adeptes à avancer dans la voie de la réalisation de soi.

QUELLE EST LA DIFFERENCE ENTRE UN GOUROU PHYSIQUE ET UNE PERSONNE ORDINAIRE ?

Un gourou physique est en apparence une personne ordinaire, qui par la grâce de Dieu et de ses karmas positifs, a travaillé pour orienter sa voie hors de la noirceur humaine. Il a déjà purifié une grande partie de son corps physique et mental lors de ses naissances antérieures. Il est maintenant à la fin de son travail de purification, et est tout à fait différent d'une personne ordinaire. Il n'y a pas beaucoup de différences physiques entre lui et le commun des mortels. De la même manière dont on ne peut pas faire de distinction entre un scientifique et un simple ouvrier illettré. Physiquement, ils ressemblent tous deux à des êtres humains, mais intellectuellement parlant, il y a une grande différence. Vous pouvez vous en rendre compte uniquement lorsqu'ils commencent à discuter ou à échanger des idées. Pour un être éveillé, il est encore plus difficile de découvrir l'étendue de son accomplissement, parce qu'il est plus spirituel (caché) qu'intellectuel. Le contraste ne peut être ressenti que par des personnes spirituellement sensibles, sincères, et seulement après un certain temps passé à proximité d'un tel maître.

S'il était si facile pour tous de reconnaître un gourou avancé, le plus grand maître divin qui était venu sur terre dans le corps physique de Jésus aurait été reconnu par tous et la grande tragédie que nous connaissons aurait été évitée. Même ceux qui étaient censés être des enseignants éclairés pendant cette période ne pouvaient voir en Lui un être divin, même si selon la Bible, Son comportement dans la société était compatissant, juste et impartial. Il a fait la démonstration de ses pouvoirs miraculeux en nourrissant les affamés, en soignant les malades, et même en ressuscitant les morts, mais malgré cela, il fut encore rejeté. Bien sûr, il y avait quelques grandes âmes qui pouvaient ressentir Sa divinité. Mais leurs opinions n'étaient pas celles de la majorité et à cause de Lui, ces personnes furent persécutées et étiquetées comme des dangereux fanatiques. C'est pourquoi, dans les écritures yogiques, le concept de Yama-Niyama (pureté, services désintéressés à l'humanité) est prescrit pour la réussite de la réalisation de soi. Ce concept sera discuté plus en détail dans le chapitre suivant.

Pour les personnes saintes, il est compliqué de se mélanger aux pécheurs à moins qu'ils n'aient reçu une mission bien définie. La plupart du temps, les maîtres expérimentés préfèrent œuvrer au bien de l'humanité sous leur forme invisible afin d'éviter toute persécution inutile qui pourrait compromettre leur tâche spirituelle. Leurs plus jeunes frères sont envoyés sur terre pour établir un contact plus étroit avec leurs semblables. Ils enseigneront ensuite l'aspect **exotérique** de la science divine afin de préparer le cœur et l'esprit de l'homme à la connaissance transcendantale supérieure.

Si vous voulez expérimenter la notion de pureté et celle d'être souillé, habillez-vous de vêtements blancs propres et restez dans un endroit où les gens sont vêtus d'habits sales et se comportent improprement. À votre arrivée, vous remarquerez aussitôt leur aspect repoussant, parce que vous êtes vêtus proprement. Maintenant essayez de les approcher gentiment et amorcez une conversation civilisée avec eux. Ils sentiront que vous ne venez pas d'ici et au lieu de vous imiter en se nettoyant, ils essayeront de salir vos vêtements blancs en vous jetant toutes sortes de détritus. De cette simple expérience, vous pouvez vous faire une meilleure idée des problèmes rencontrés par un gourou éclairé souhaitant aider ses frères et sœurs.

Voici une autre expérience que vous pouvez réaliser par vous-même pour mieux comprendre l'ampleur de la tâche des enseignants éveillés vivant parmi les humains. Supposez que vous avez une vie très agitée, avec des amis débridés venant vous chercher presque tous les soirs pour toutes sortes de divertissements dans des boîtes de nuit. Un jour, vous exprimez à vos amis votre envie de vivre une vie plus calme, loin de l'alcool et des cigarettes. Vous leur apprenez que vous avez découvert une pratique spirituelle qui vous a changé. Devinez-vous leurs réactions ? Ils vont vous traiter de rêveur, de fou. Ils vont aussi penser que vous avez été endoctriné et vous tourneront le dos.

Le véritable gourou, aussi longtemps qu'il ou elle possède un aspect physique, doit souffrir et être humilié à cause de son désir d'enseigner l'amour divin de son prochain. Son désir de montrer les pas du chemin spirituel qui amènera paix et salut, ne sera pas toujours bienvenu.

L'étudiant souhaitant se développer spirituellement doit tout d'abord comprendre le concept du gourou. Peu importe ce que vous désirez apprendre au cours de votre vie, vous avez besoin d'un enseignant. Un authentique businessman souhaitant réussir dans les affaires a besoin d'un professeur pour apprendre la gestion d'entreprise. Un docteur a besoin d'un professeur qui lui enseigne les sciences médicales. Je suis un joueur de piano classique ; j'ai commencé la pratique de cet instrument à l'âge de sept ans et j'ai toujours eu un professeur. Même à ce jour, je ressens encore le besoin d'en avoir un pour m'aider à mieux jouer. Sur un plan spirituel, nous avons également besoin d'enseignants qui sont comme des grands frères nous dévoilant le chemin salutaire du contrôle de soi et du bonheur.

Dans les Upanishads du yoga, il est stipulé que le gourou est la voie, il est celui qui peut vous apporter toutes les bonnes choses dont vous avez besoin. Le gourou connaît très bien tous les sentiers du yoga. Il ou elle vous aidera à marcher sur le chemin en toute sécurité et conformément à votre propre tempérament. Il est difficile pour une personne ordinaire d'imaginer et d'accepter un guide invisible transcendantal comme son gourou. Un gourou physique pouvant inspiré par son mode de vie juste pourrait être le meilleur soutien dans tout avancement spirituel.

Un gourou peut être comparé à une dynamo qui est capable d'accélérer votre croissance spirituelle intérieure. Puisque chaque aspirant est naturellement différent, le gourou a la capacité de personnaliser un sentier de yoga adapté à chaque individu. Dans de nombreux cas, il est très difficile d'emprunter seul le chemin du yoga holistique. La médiocre volonté du débutant est généralement trop faible pour maintenir un travail spirituel régulier. Un yogi novice sera très souvent découragé, en raison de son environnement et de circonstances diverses. Sans un gourou pour nous épauler, on peut parfois abandonner la pratique et suivre des routes cahoteuses.

Dans ce monde, certaines personnes sont nées avec une volonté plus forte et une détermination plus grande que d'autres. Ces gens réussiront dans n'importe quel style de vie choisi. Dans notre société, ce sont des dirigeants, des responsables, des directeurs d'entreprises et d'institutions.

Ils représentent en quelque sorte des gourous (guides) aux regards des autres. Leurs entreprises ou institutions fonctionneront correctement grâce à leurs supervisions réfléchies. Tous, employés et subalternes, doivent suivre la politique mise en œuvre par le directeur ou le guide. Si celui-ci n'est pas régulièrement à son poste, les subordonnés ne reçoivent pas les instructions appropriées et des erreurs répétées pourraient mettre en péril l'ensemble du bon fonctionnement de l'entreprise.

La seule différence avec un guide spirituel (gourou), est un amour impartial envers tous. Il est un guide affectueux, pas un commandant. Il dirige l'étudiant sans aucun profit personnel. Il n'attend rien en retour, pas même la gratitude. Si l'étudiant est doté d'une âme naturellement reconnaissante, alors il sera bon envers lui. Cette qualité l'aidera à progresser sur la voie spirituelle et à mieux servir l'humanité. Cependant, le gourou ne devrait pas être concerné par cela. Son devoir est de servir et d'aider chaque fois qu'il en a l'occasion.

Si un gourou attend la gratitude d'un disciple, il sera souvent déçu parce que les aspirants sont encore des gens ordinaires, avec bien évidemment un degré supérieur de désir d'exploration intérieure. Leur volonté est faible et peut donc rendre l'esprit instable. Un chercheur dont l'esprit ne se concentre pas régulièrement sur la pratique de l'enseignement donné par un gourou, peut dans un moment de faiblesse et de négativité, abandonner toute sa quête pour une idée moindre. Donc, si un gourou attend de la gratitude de la part de ses disciples, il sera déçu à maintes reprises. Si le plus grand des gourous, le Seigneur Jésus, s'attendait à goûter le fruit de Son œuvre parmi Ses disciples, il aurait été très déçu. Au moment de sa mort il n'aurait certainement pas dit : " Père, pardonne-leur ; ils ne savent pas ce qu'ils font. "

Un aspirant yogi venant au yoga et souhaitant entreprendre une profonde recherche intérieure est tout à fait sincère au début. Cependant, les circonstances négatives de son environnement peuvent influencer son esprit faible et le pousser à faire des changements imprudents dans son optique de vie. Seul un amour profond, sincère et divin peut empêcher une telle personne de sortir du chemin. Pendant cette période d'épreuves, l'énergie spirituelle du gourou est nécessaire pour l'aider a poursuive le voyage.

DIFFERENTS TYPES DE GOUROUS

Pour l'apprentissage de la science spirituelle yogique, on peut avoir recours à des gourous de niveaux différents. Certains sont experts dans la philosophie du yoga de Vedanta, de hatha yoga, de bhakti yoga, ou de purna yoga, etc. Ces gourous spécialisés sont des grands maîtres d'une valeur inestimable. Cependant, il réside encore des différences dans la qualité de l'enseignement transmis à un sadhaka (étudiant).

Le Gourou Pandit, ou homme instruit, sera capable d'enseigner la philosophie de Vedanta à un étudiant. Dans la philosophie de Vedanta, le corps reçoit moins d'attention, même si il est malade ou en bonne santé. L'intellect, est le véhicule principal, qui doit être transcendé pour arriver à la connaissance divine. Le corps est considéré comme illusoire (maya) ; il est comme un vêtement porté quotidiennement - une fois sale ou usé, il doit être remplacé. Dans cette voie, l'aspirant doit s'élever pour atteindre aux altitudes spirituelles avec l'aide de son esprit et de son intellect. Par le raisonnement philosophique, on est censé résoudre les problèmes de l'esprit et du corps, puis par conséquent, amener l'esprit à un état de méditation transcendantale. (Bevalkar, S.K. 2006).

Le Gourou Hatha Yogi enseignera tous les aspects du yoga physique. C'est le strict opposé de la philosophie Vedanta. Selon le hatha yoga, le corps est le meilleur instrument pour guider l'étudiant à travers la réalisation de soi, l'aspirant doit être donc pleinement conscient de son anatomie et du bon fonctionnement de ses organes internes.

Le Gourou Bhakti Yogi est un être émotionnellement riche. Il a cédé sa volonté au Seigneur Suprême, de sorte qu'il ou elle ne prescrira aucune technique spéciale à un sadhaka. Son chemin est dévotionnel, il demeure en harmonie avec lui-même et l'énergie cosmique en chantant des chants spirituels et en répétant des prières ou des mantras.

Le Gourou Karma Yogi enseignera le salut à travers le travail social. Dans ce concept de yoga, et selon le gourou, le salut personnel est illusoire. L'humanité toute entière doit parvenir en même temps à l'état divin de félicité. Sans un service désintéressé à la société, aucune pratique religieuse, aucun yoga ou méditation ne peut conduire à la réalisation de soi. Suivant les enseignements du gourou, le karma yoga est la meilleure façon de préparer la raison, le corps et l'esprit à une connaissance supérieure.

DIFFERENTS TYPES D'ASPIRANTS

Beaucoup d'aspirants désirent trouver un gourou éclairé de première classe, sans se demander s'ils sont réellement eux-mêmes des sadhakas de première classe.

Un aspirant ordinaire est une personne avec des idées généralement instables. Il va commencer à apprendre un sujet, et après un court laps de temps, va passer à autre chose. Un tel aspirant possède souvent un esprit très critique. Il ira d'ashram en ashram, de gourou en gourou, en critiquant les ashrams et en cherchant des défauts à tous ses gourous. Même dans ses relations amoureuses ordinaires, il ou elle changera régulièrement de partenaire ; chaque déception créant une nouvelle tristesse momentanée dans son cœur, qui l'amènera à chercher davantage de conseils spirituels.

Après avoir vu tant de gourous, lu tant de livres, et résidé dans tant d'endroits spirituels différents ou centres de yoga, le sadhaka suivra finalement un gourou charlatan ou renoncera tout bonnement à sa pratique. Cette catégorie d'aspirants jouit de la compagnie de gourous qui enseigneront un chemin complaisant, en prêchant que l'on peut être heureux et obtenir le salut dans cette naissance sans aucun changement de nos modes de vie malsains ou destructeurs.

Ce genre de gourou tiendra ce discours : " Vous pouvez méditer et vous épanouir sans nécessairement abandonner votre style de vie actuel. Continuez de manger autant de viande rouge que vous désirez. Vous n'avez pas besoin d'arrêter de fumer ou de boire. Faites subir à votre corps ce que bon vous semble, vous atteindrez la libération de toutes façons. " – des tels gourous ont beaucoup de succès auprès des aspirants ordinaires. Cela est dû au fait que la plupart des gens ne veulent pas de changements drastiques perturbants leur mode de vie, même si ceux-ci leur sont bénéfiques. Vous vous souvenez peut-être avoir vu des programmes télévisés au sujet de la perte de poids et destinés aux personnes obèses essayant de maigrir. Dans ces émissions, il est proclamé qu'avec leur méthode de régime, vous pouvez manger autant de pizzas et de crèmes glacées désirées, ou tout ce dont vous avez envie, vous perdrez quand même du poids. Beaucoup de personnes obèses y ont cru et ont commandé leurs produits, parce que c'est la méthode facile.

Si une pilule magique apportant paix, bonheur et épanouissement, pouvait être disponible en magasin, ceux-ci seraient en permanence en rupture de stock. Un aspirant ordinaire aura donc le gourou qu'il ou elle mérite. (Toutes ces différentes méthodes de yoga seront étudiées et discutées à la fin du livre dans le chapitre réservé à la synthèse du yoga holistique.)

Un aspirant medium est celui qui ressent le besoin d'une recherche profonde dans son cœur. Il ou elle est pourvu d'un esprit religieux et aime aller à l'église de sa propre confession. Il possède un esprit dogmatique, apprécie les paroles de son évêque ou pasteur ainsi que les saintes écritures. Quand il vient au yoga, à cause de ses idées dogmatiques religieuses, il peut avoir le sentiment de changer de religion, bien qu'il trouve dans le yoga des principes semblables d'amour divin enseignés par le guide bien aimé de sa religion (comme Jésus, Bouddha ou Mohammed, etc.). Il aime combiner des plaisirs mondains avec des pratiques spirituelles. Il ne se sent pas à l'aise avec un gourou qui lui suggère toutes sortes de disciplines pénibles. L'or doit être dans sa main droite et la connaissance de Dieu dans sa main gauche. Il peut suivre pendant quelque temps les enseignements d'un gourou, puis en changer après quelques mois ou peut-être quelques années. Il maintiendra cependant une recherche spirituelle constante. Il est dans un sens comparable à l'aspirant ordinaire.

S'il est capable de développer un amour spirituel impartial à l'intérieur de son cœur, il comprendra sûrement les aspects subtils de la spiritualité et deviendra certainement un bon sadhaka yoga. Il ou elle obtiendra le gourou mérité qui l'aidera à la préparation de la voie. Après avoir expérimenté diverses religions, gourous et disciplines spirituelles, il trouvera finalement un nouveau gourou, ou reviendra au précédent. Un tel aspirant sera parmi les étudiants les plus fidèles et les plus sincères.

Un aspirant supérieur est un sadhaka doté de nombreuses qualités naturelles et innées. Il est généreux, ouvert d'esprit, digne de confiance, jeune dans son cœur, sincère, et a un esprit équilibré, avec une nature mystique. Il ne vient pas au gourou dans le but de mettre à l'épreuve ses connaissances, ni pour le ou la critiquer, mais pour suivre son exemple vivant. Il n'est pas attaché aux choses matérielles. Il est toujours joyeux et comprend les problèmes ou la souffrance des autres. Il aime aider, servir et protéger les faibles chaque fois qu'il en a l'occasion.

S'il occupe une position dans la société, son intégrité est solide. Il n'aime pas se montrer, et son ego est contrôlé. Il gardera secret ses pratiques spirituelles et demeurera fidèle à son gourou. Il sera parmi les successeurs qui continueront les enseignements du gourou de façon désintéressée envers les autres. Une telle grandeur d'âme est apte à recevoir le meilleur des gourous. Quand il sera en présence d'un maître hautement développé, il sentira ses vibrations. En raison de son bon karma ou de ses qualités naturelles, il sera aussi capable de percevoir et de ressentir les différences entre un maître et une personne ordinaire. Il n'aura pas à chercher un maître très longtemps. Il ira simplement et directement à lui. Ils seront attirés l'un vers l'autre comme le sucre attire les abeilles. Le disciple est prêt à apprendre, et le gourou est prêt à enseigner. L'aspirant sentira que le gourou n'est pour lui ni un étranger ni un patron, mais un membre de sa famille, un père ou une mère voulant aider son fils ou sa fille bien-aimé.

Dans les pays occidentaux ou en Inde, de nombreux gourous sont disponibles. Avant de les traiter d'imposteurs ou d'hommes d'affaires rusés, demandez-vous plutôt s'il est juste d'aller à eux, et si vous êtes apte à comprendre ce qu'ils enseignent. Pourquoi un vrai gourou devrait-il se montrer et diffuser à tous ses connaissances, si personne n'est apte à comprendre ?

Le concept du gourou ne se retrouve pas uniquement dans le yoga. Il est également au centre de toutes religions et de toutes institutions. Un leader qui dirige ses subordonnés représente un gourou. Si des gourous font des affaires sur le dos des adeptes, c'est qu'ils le méritent.

Si vous êtes sincère, avec un discernement juste, comment pouvez-vous être berné par un imposteur ? Peu importe la branche du yoga que vous souhaitez explorer, la première étape nécessaire est un désir sincère et une pleine compréhension de vos objectifs. Si ces deux qualités primordiales sont en vous, alors il vous sera très difficile d'accepter du cuivre pour de l'or ou un masque en guise de visage.

Un véritable gourou ne fera pas de propagande autour de lui dans le but d'attirer des disciples. Il vous sera au contraire très difficile de le rencontrer. Si dans sa mission, de nombreuses personnes sont attirées par lui et accaparent son attention, vous qui souhaitez être son disciple proche et sincère ne devriez pas penser qu'il fait preuve d'indifférence envers vous. Travaillez sur votre ego et persévérez ; peu importe le nombre de fois où ses subordonnés vous diront qu'il n'est pas disponible. Lorsque vous le rencontrerez, vous comprendrez alors qu'il attendait lui aussi ce moment. La patience couplée à un esprit ouvert est nécessaire à l'étudiant à la recherche d'un gourou. Le comportement d'un gourou accompli est si imprévisible que c'est une erreur d'émettre des préjugés.

Ecoutez l'histoire du grand yogi Naropa (un yogi Indien du 11ième siècle) qui souhaitait rencontrer son gourou Tilopa. Naropa était un Brahmane qui respectait strictement les règles de sa caste. Bien qu'étant un homme instruit, bien établi dans les Vedas et les Shastras du yoga, il avait toujours ressenti la nécessité d'être accompagné d'un gourou sur son chemin de réalisation de soi. Un jour, il entendit parler du grand gourou éclairé Tilopa, et décida d'aller à sa rencontre. Il arriva dans un village où soi-disant résidait Tilopa, et demanda à le voir. Quelqu'un lui répondit que Tilopa était assis près de la rive d'une rivière, occupé à capturer des poissons.

Le doute s'insinua dans son esprit et il se demanda, *Est-ce bien les affaires d'un gourou que de pêcher des poissons ?* Mais sa sincérité le poussa à s'approcher du bord de la rivière.

Lorsqu'il arriva plus près, il vit un homme assis à côté d'un feu qui mangeait et faisait griller du poisson fraîchement pêcher. Il commença à penser que cet individu ne pouvait devenir son gourou, il mangeait du poisson alors que lui était un Brahmane. Plongé dans ses réflexions, il remarqua avec étonnement qu'a chaque fois que Tilopa finissait de manger un poisson, il jetait le squelette dans la rivière et le poisson redevenait instantanément à la vie.

Quand Naropa s'approcha de lui et s'apprêta à lui parler, l'homme avait disparu. Naropa n'abandonna pas pour autant ses recherches et continua à rechercher Tilopa.

Dans un autre village, quelqu'un lui dit que Tilopa était assis sur les marches d'un temple. Il y alla mais ne trouva qu'un mendiant répugnant. Il se mit à penser, *Comment ce mendiant crasseux pourrait être mon gourou ? Je suis un Brahmane supérieur.* Il s'approcha de lui et lui demanda, "Etes-vous Tilopa ? ".

L'homme sourit et disparu devant ses yeux.

Naropa songea, *Je dois absolument trouver un gourou, je ne veux pas mourir sans recevoir la grâce d'un gourou éveillé.* Il n'abandonna donc pas sa quête. En arrivant dans un nouveau village, on lui dit que Tilopa n'était pas loin, et qu'il méditait dans un cimetière des environs.

Il demanda " Oh ! Comment un gourou peut-il méditer dans un endroit aussi impur qu'un cimetière ? "

En arrivant au cimetière, il vit un homme assis sur une tombe, les jambes croisées. Il lui demanda " Etes-vous Tilopa ? "

L'homme lui sourit et disparut encore.

Après ces échecs, Naropa décida de purifier ses pensées et de se laver de ses préjugés. Il commença à se prosterner devant chaque chose qu'il rencontrait. Il vit un chien et déclara, " Vous êtes Tilopa ", puis il croisa un vieillard et dit, " Vous êtes Tilopa ", puis il vit un arbre et se prosterna de nouveau devant lui et dit " Vous êtes Tilopa. " Une fois que son esprit fut lavé de toutes formes de préjugés, il rencontra un pauvre mendiant assis majestueusement sur les marches d'un temple. Naropa se laisse tomber à ses pieds et lui déclara, " Vous êtes Tilopa, mon gourou. "

L'homme lui répondit " oui, je suis bien Tilopa " puis il ramassa une de ses sandales et le gifla avec. Naropa atteint l'éveil d'un seul coup. Cette iniation *shaktipata* fit de Naropa le grand yogi éclairé qu'il était.

À partir de cette histoire, nous pouvons comprendre que si un étudiant est sincère, il ou elle rencontrera son gourou. Sa sincérité l'aidera à se débarrasser de ses préjugés qui créent en lui une barrière à la réalisation de soi.

Comme il a été dit au début de ce chapitre, le gourou est une nécessité vitale pour l'aspirant à la recherche du yoga supérieur. Cependant, au lieu d'en chercher un, commencez par purifier votre cœur et votre esprit pour développer une véritable sincérité.

Lorsque vous serez prêt, vous rencontrerez inévitablement le gourou que vous méritez. Naropa était un homme savant, penché dans les Vedas et les écritures yogiques ; par conséquent, il était prêt à mener une recherche intérieure profonde. Il n'a eu qu'à se débarrasser des idées dogmatiques de sa caste brahmane. Puisqu'il avait un désir sincère envers la connaissance Divine et le salut, sa sincérité renforçait sa foi et sa détermination.

Dans les chapitres suivants, vous trouverez sous la forme de leçons de yoga, tous les différents moyens de vous aider à préparer votre corps et votre esprit pour une rencontre éventuelle avec votre gourou. Ne tardez pas à entreprendre l'exploration de la science du yoga dans votre fort intérieur. Vous ne regretterez pas d'avoir introduit cette expérience personnelle dans votre vie.

CHAPITRE II

RECHERCHE PERSONNELLE DE SPIRITUALITE EN INDE

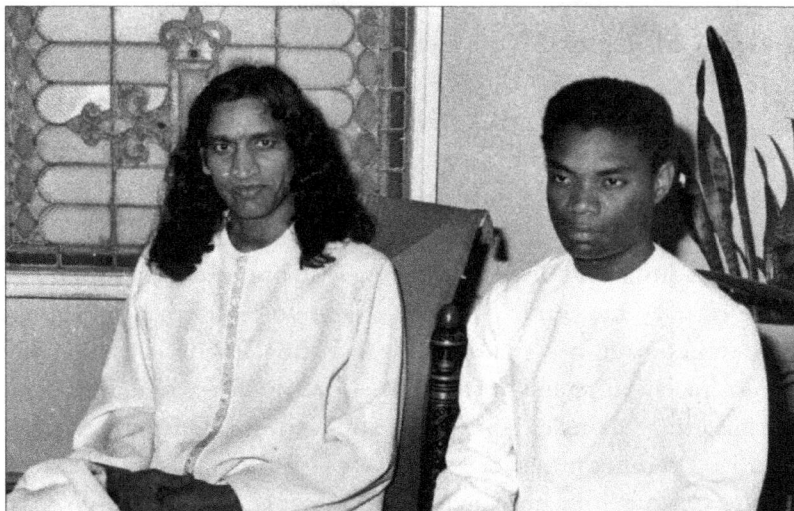

Yogi Amrit Desai et Dr. Lauture Massac (Yogi Darshan) à Kripalu Ashram, Pennsylvanie, 1979.

M a quête spirituelle commença durant mon adolescence. J'ai toujours ressenti une certaine connexion entre le corps et l'esprit. J'étais un lecteur avide et passionné de livres spirituels et scientifiques. Il y a toujours eu, dans mon fort intérieur, une soif de connaissance de soi. Je me demandais : *Qui suis-je ? D'où est-ce que je viens ? Et quelle est le sens de la vie ? Est-ce manger, dormir, procréer et mourir ?* Je voulais des réponses et j'étais constamment à la recherche d'explications, comme un astrophysicien qui est toujours en quête de nouvelles découvertes dans l'univers. J'étais béni, car ma quête de connaissance de soi était un instinct naturel. J'ai toujours eu un esprit équilibré ; je ne me suis jamais senti seul, déprimé ou anxieux. J'étais sociable, entouré d'amis, et j'aimais voyager. Avant de commencer la pratique ésotérique du yoga, j'ai eu quelques relations avec des femmes, mais ça n'a jamais vraiment fonctionné ; ou elles me quittaient ou c'était moi qui abandonnais. Etant un joueur de piano classique, je dois pratiquer plusieurs heures par jour. Je suis donc constamment accaparé. Je n'ai jamais ressenti le besoin de fumer, de boire ou de prendre de la drogue. Au contraire, je sentais que mon corps devait rester sain car il était certainement le laboratoire de mes recherches. En même temps, cette quête spirituelle n'avait pas une orientation religieuse. Je n'ai jamais eu l'envie de devenir prêtre, moine ou pasteur.

À l'âge de 20 ans, j'ai commencé à pratiquer le yoga à travers les livres que je lisais. J'ai aussi découvert la Société Théosophique et j'ai été fasciné par la lecture des livres de Mme Helena Blavatsky et d'Annie Besant, membres fondateurs de la Société Théosophique (Gomes, M. 1987). Après avoir lu tant de livres sur le yoga, et pratiqué seul l'hatha yoga, j'ai chéri le rêve de me rendre un jour à la source du yoga, en Inde, dans le but de rencontrer ces maîtres. J'y suis finalement allé en 1969, et la première place où je suis resté fut le siège de la Société Théosophique à Adyar, Madras (actuellement connu sous le nom de Chennai) dans le sud de l'Inde. J'y rencontrais des personnes spirituelles extrêmement capti-vantes et chaque soir, nous avions un satsang intellectuel (discussion sur l'occultisme et les religions). La Société Théosophique est ouverte à tout le monde, que vous apparteniez à une religion ou que vous soyez agnos-tique. Les membres sont très sympathiques, affectueux, n'ont ni dogme ni croyance, et sont tolérants aux opinions des autres ; j'étais donc très à l'aise en leurs présences.

En partant de là, je partageais mon plan de recherche spirituelle avec certaines personnes du groupe, et je recevais des noms de lieux dignes d'intérêt et de maîtres spirituels. J'ai ajouté ces noms sur une liste de maîtres de yoga que je devais rencontrer. Parmi eux, figurait : Maharishi Mahesh Yogi, Swami Muktananda, Dihlindra Brahmacharya, Satya Sai Baba et d'autres. Un autre ashram qui était sur ma liste est l'Ashram de Shri Aurobindo dirigé par son successeur, une dame française appelée "La Mère". L'ashram est internationalement reconnu et se trouve dans une ville appelée Pondichéry, situé à 160 kilomètres de Madras. Aurobindo était un maître de yoga dont les enseignements étaient basés sur le yoga holistique. Il croyait qu'on pouvait découvrir son Moi intérieur en s'abandonant au Divin. La Mère avait quitté la France pour se rendre à

Pondichéry en 1914 dans l'espoir de rencontrer Aurobindo. Ils devinrent connecté l'un à l'autre, et selon leurs écrits et leurs disciples, vécurent ensembles une vie divine et partagèrent le même foyer jusqu'à la disparition d'Aurobindo en 1950.   La Mère continua à vivre dans la même maison jusqu'à son décès en 1973. Lorsque j'étais en Inde en 1969, la Mère était encore en vie. Je voulais la voir et essayait de comprendre l'enseignement qui consistait de s'abandonner à la Mère Divine. Les étudiants résidant à son ashram ne sont pas invités à pratiquer aucune discipline. Chaque personne devrait s'abandonner à la Mère Divine et trouver sa propre voie pour arriver a la réalisation de soi. Aucune directive n'est prescrite.

J'ai passé quatre jours à la Société Théosophique, et je fus très heureux de mon séjour. Mes discussions avec des personnes spirituellement ouvertes renforcèrent ma détermination dans ma recherche de connaissances supérieures.

Un matin, je pris un bus pour Pondichéry. Arrivé à l'ashram de Shri Aurobindo, je percevais une atmosphère différente. C'était comme une petite ville, avec tout le monde habillé ordinairement à l'indienne. Je ne voyais personne vêtu de rouge, comme les moines que j'avais précédemment rencontrés dans les ashrams. L'endroit était comparable à une communauté ; les habitants travaillaient à l'ashram et vivaient à proximité. Dans l'après-midi, la Mère se présenta au balcon et donna des bénédictions à des centaines de dévots. C'était une action quotidienne dans cet ashram. J'y passais deux nuits, puis pris un train pour New Delhi.

Arrivée à New Delhi, je montai dans le bus à destination de Rishikesh (l'un des lieux les plus sacre aux yeux des hindous). Rishikesh se trouve à environ 160 kilomètres de Delhi. Le bus fit halte pendant environ une heure à Haridwar, qui est la porte d'entree de Rishikesh, un autre lieu célèbre de pèlerinage, situé sur la rive du Gange sacré (ou Ganga). Lorsque vous arrivez à Haridwar, vous commencez à ressentir les vibrations spirituelles de Rishikesh, qui n'est plus qu'à 20 kilomètres seulement. Je suis sorti de l'autobus, ai lavé mon visage et recueilli l'eau bénite du Gange, à quelques pas de l'arrêt de bus. Peu de temps après, nous retournions dans le bus pour finir le trajet jusqu'à Rishikesh. Une fois arrivé, vous commencez à sentir une brise plus fraîche par rapport à la chaleur à Haridwar, car la ville est située au pied de l'Himalaya, entourée par la rivière sacree du Gange. Elle est également connue comme la capitale mondiale du yoga. Des étrangers venant des quatre coins du globe viennent à cet endroit pour y apprendre le hatha yoga et la méditation. À Rishikesh, vous apercevrez de nombreux temples et ashrams de yoga. Le plus célèbre est l'Ashram de Sivananda, siège de la Divine Life Society, fondée par Swami Sivananda. Il vécut dans ce lieu jusqu'à sa mort en 1963.

Rishikesh est un lieu de pèlerinage bondé de dizaines de milliers de personnes, surtout pendant l'été. Dès qu'on arrive à Rishikesh, on peut sentir l'odeur de l'encens à chaque coin de rue, entendre le son des cloches émanant des temples, les sermons des prêtres et le chant des dévots diffusés par des haut-parleurs. Vous pouvez y voir des moines vêtus de robes rouges ainsi que des mendiants sillonner les rues. Des sadhus errant nus, vénérés au même titre que des saints, couverts de cendres, avec de longs cheveux entourés sur le haut de leur tête, et des dévots témoignant leur respect et se prosternant à leurs pieds. Des vaches sacrées, avec les cornes peintes en rouge, parcourent la rue sans être dérangées par quiconque. Des singes, certains avec des bébés sous leur ventre, sautent dans tous les sens, cherchant à chaparder de la nourriture. Ils sont considérés comme partie intégrante des interactions humaines. Vous pouvez voir les mouvements constants des bateaux traversant la rivière, transportant les gens entre les ashrams et les temples situés de part et d'autre de la rivière.

L'ashram du Maharishi Mahesh Yogi était de l'autre côté du fleuve, j'ai donc dû prendre le bateau surpeuplé pour y aller. Ce yogi était le gourou du groupe les Beatles (le célèbre groupe britannique), ils étaient venus le voir en 1968, un an avant que je le rencontre. Je trouvais le Maharishi assis, une rose posée dans sa main droite, et entouré par de nombreux disciples, dont la plupart étaient des étrangers. Je m'approchai avec respect et écoutai son discours pendant plusieurs heures avant de m'en aller. Je ne me sentais ni impressionné ni vraiment connecté avec lui.

Je restais deux semaines au Yoga Neketan Ashram, qui se trouvait à quelques pas du Sivananda Ashram. Là, l'hébergement était meilleur et les étrangers pouvaient y demeurer plus longtemps, alors qu'au Sivananda Ashram, on pouvait rester seulement quelques jours. Durant la journée, je suivais les cours de hatha yoga au Yoga Neketan ; puis les sessions de méditation silencieuse le soir avec le gourou Swami. J'allais également souvent au temple de Sivananda ashram trois soirs par semaine pour le satsang. A l'ashram, des musiciens et danseurs étaient souvent invités à participer aux nombreuses activités. Au cours d'une soirée, j'ai eu l'opportunité d'écouter le jeune Ravi Shankar (un célèbre musicien Indien de musique classique) jouer du sitar. J'appréciais également les lectures de Vedanta, la plupart avec le gourou Swami Krisnananda (avec lequel j'eus plusieurs entretiens privés) et les chansons Indiennes du bhakti yoga.

C'est à l'Ashram de Sivananda que je rencontrai **Yogi Amrit Desai**. Il débarquait d'Amérique avec un groupe d'étudiants. Il me parla de son gourou, Swami Kripalvanandji, et m'invita à venir à Malav dans l'état du Gujarat, où il devait se rendre ensuite. J'ai ajouté le nom de Kripalu à ma liste et écrit les instructions données pour trouver l'ashram.

Quand j'ai quitté Rishikesh, je suis allé rendre visite à Yogi Dhirendra Brahmachari à New Delhi avec un ami indien que j'avais rencontré au Yoga Niketan, et qui avait étudié le hatha yoga avec lui. Il me disait que son professeur était un grand maître d'hatha yoga, et que je pouvais apprendre beaucoup de choses de lui. Entre autre, Dhirendra Brahma-chari était le professeur de yoga du Premier ministre Indira Gandhi. Nous avons donc pris le train pour New Delhi. Nous avons passé la nuit dans un ashram, et le lendemain, nous avons pu rencontrer Yogi Dhirendra dans sa résidence. Il avait un physique très impressionnant, grand, mince, les cheveux longs, une barbe proéminente, et des yeux perçants, presque horizontaux, qui le faisaient ressembler à Raspoutine (un guérisseur de foi mystique Russe). Il était vêtu d'une robe blanche avec un *bindi* (point rouge) sur son front. Quand nous sommes arrivés, il était assis à même le sol d'une salle immense, les jambes croisées, entouré de nombreux étrangers, donnant une démonstration d'hatha yoga et de pranayama. Il effectuait des postures de yoga très avancées avec des séquences rapides de respiration (Sahit Kuback). Après avoir participé à la séance, mon ami Indien me le présenta et j'en profitai alors pour lui poser quelques questions. Je ne ressentis aucune connexion, et partis quelques heures plus tard.

Mon prochain voyage m'amenait dans les environs de Mumbai, où j'avais sur ma liste deux endroits à visiter. Le premier était Swami Muktananda à Pune, et le suivant, l'Institut de Yoga Lonavale. J'avais entendu parler de cet institut de yoga, où ils testaient scientifiquement les avantages présumés du yoga, et enseignaient aux étudiants l'anatomie du yoga. J'étais donc enthousiaste à l'idée de découvrir ce lieu et d'apprendre quelque chose de nouveau. Je pris le train Delhi-Mumbai, puis un bus pour l'ashram de Swami Muktananda situé dans la banlieue de Pune. Je n'avais pas beaucoup d'argent, mais voyager en Inde était bon marché à cette époque. Je prenais des billets de train en troisième classe, et résidais habituellement dans des ashrams, où tout le monde est accueilli, logé et nourri gratuitement pour un court séjour.

J'arrivais à l'ashram tard dans la soirée. Je fus accueilli avec un verre d'eau (la coutume habituelle en Inde) par l'un des disciples et assigné à un dortoir de 25 personnes environ. Le matin suivant, j'entendis la cloche sonner à cinq heures du matin et les personnes se dirigeaient en direction du temple où une cérémonie de puja allait prendre place. Après le puja, les disciples commencèrent leur pratique du Karma Yoga à la place qui leur avait été assignée. Certains allaient travailler en cuisine, tandis que d'autres cueillaient des légumes dans le jardin. J'avais faim, je n'avais rien mangé depuis environ 18 heures, mais je fis quand même mes exercices de yoga et pranayama pour obtenir de l'énergie. Je n'avais pas encore aperçu Swami Muktananda. Vers 11 heures du matin, je vis des gens aller à la salle à manger où de grandes feuilles et des tasses en métal avaient été déposées sur le plancher. Nous nous sommes assis sur le sol, alors que plusieurs cuisiniers amenaient des paniers de pains (chappattis), des seaux remplis de légumes et de riz. Soudain, j'aperçus Swami Muktananda, moitié couvert d'un morceau de tissu rouge, il entra, prit un panier de pain, et commença à jeter des chappattis à chaque personne. J'étais impressionné par sa simplicité, il était le premier gourou en Inde que je voyais servir ses disciples. Les autres étaient servis et semblaient apprécier être adorés alors qu'ils poussaient leurs mains vers l'avant pour bénir les dévots.

Swami Muktananda avait un grand ashram, des autobus remplis de dévots y arrivait au quotidien, principalement de Mumbai. Il ne semblait pas donner d'audiences privées. Il était assis dans la salle de méditation, qui était bondée d'environ 300 personnes pratiquant le kriya yoga. Je passais trois jours à l'ashram sans jamais avoir de rendez-vous en tête à tête avec lui. Je parlais plusieurs fois à ses disciples proches qui me dirent que les enseignements de Swamiji étaient pour la plupart du karma yoga dans le but de purifier les étudiants. Lorsqu'un élève est prêt, il obtiendra shaktipat (l'éveil). Même si je pensais que ce gourou était une personne simple et bienveillante, je ne cherchais pas à suivre ses enseignements, alors je suis passé à ma prochaine aventure spirituelle, qui m'amènerait à l'Institut de Yoga à Lonavala.

Je quittai l'ashram tôt le matin et pris un bus pour Lonavala, une ville située à environ 65 kilomètres. J'arrivai à destination à 11 heures du matin et rencontrai un enseignant de yoga qui me fit visiter l'établissement et m'expliqua le fonctionnement de l'institut. Il me dit que les gens venaient ici dans l'espoir d'apaiser leur stress et de soigner certaines maladies grâce à une pratique scientifique du yoga. Il m'expliqua aussi qu'ils avaient des médecins qui suivaient les progrès des élèves. Lors de mon séjour à l'institut, j'appris comment une posture hatha yoga pouvait affecter un organe ciblé du corps. Le professeur de yoga me fit une démonstration sur la façon dont il pouvait ralentir son rythme cardiaque en pratiquant un pranayama (exercice de respiration). J'appris les six kriyas qui ont pour objectif la purification du corps, celles-ci sont décrites dans le Hatha Yoga Upanishad. Il s'agit de: Neti, Dhauti, Nauli, Shanka Prakshalana, Kapala Bhati Pranayama, et Trataka. Je vais vous donner une brève description de chaque technique kriya. Cependant, toute tentative de les pratiquer seul pourrait être très dangereux pour votre santé. Elles doivent être apprises seulement sous la direction d'un instructeur compétent et expérimenté.

Neti est une technique de nettoyage des narines utilisant un vase à bec spécial (ressemblant à une théière). Une eau chaude et salée est transvasée dans le pot, puis l'étudiant l'introduit dans une narine et la fait ressortir par l'autre. Un fil de tissu humide peut être également utilisé de la même manière. Les avantages de ce kriya sont le nettoyage des sinus, le soulagement des maux de tête, et l'amélioration de la vue.

Dhauti nettoie l'œsophage et l'estomac. Une bande de tissu en coton d'environ cinq centimètres de large et deux mètres et demi de long est préalablement humidifiée dans de l'eau salée tiède. Puis elle est lentement avalée jusqu'à atteindre l'estomac. Après quelques mouvements yogiques spécifiques à cet organe, elle est retirée et ressort généralement avec des expectorations jaunes. Les avantages apportés par cette pratique sont une diminution de l'acidité ainsi que le nettoyage de l'œsophage et de l'estomac ayant pour but d'augmenter la puissance digestive.

Nauli est un brassage abdominal ou un barattage des muscles de l'estomac. Le bénéfice de cette pratique est une stimulation du système digestif.

Shanka Prakshalana est la pièce maîtresse de tous les kriyas. C'est un nettoyage complet du côlon et de l'intestin. Habituellement, le yogi pratique ce kriya une fois tous les six mois. C'est une purge naturelle, effectuée dans le but d'éliminer les toxines du corps. C'est tout ce que je peux expliquer sur sa définition.

Kapala Bhati Pranayama: Avec la tête penchée à droite ou à gauche, l'élève prend une grande inspiration par la bouche, puis expire énergiquement plusieurs fois par le nez en rythme saccadé. Les avantages de ce kriya sont le nettoyage des sinus, l'amélioration de la capacité respiratoire, le soulagement du stress, et favorise la méditation.

Trataka: Dans cette kriya, l'étudiant est assis en position méditative devant une bougie. Les yeux sont maintenus ouverts et fixés sur la lumière, sans battements des cils, pendant quelques minutes. Ensuite les paupières se ferment et l'élève se focalise sur ce qu'il se passe à l'intérieur de lui. Ce kriya est répété plusieurs fois, avec une augmentation du temps de rétention. Les avantages sont le renforcement des muscles oculaires et le développement de la concentration de l'esprit.

À l'institut de yoga, j'appris en toute sécurité les aspects exotériques du hatha yoga avec des maîtres de yoga expérimentés. Après cela, je ressentais fortement le besoin d'une connaissance transcendantale. Malgré les conditions d'alimentation (ne pouvant pas manger a l'heure), j'ai senti que je recevais de l'énergie émanant d'un autre endroit. J'ai remercié Dieu pour mon jeune organisme sain, avec la sensation que mon corps était un laboratoire où je pouvais découvrir ce que je cherchais. Je passai six jours à Lonavala, puis je me dirigeai vers la prochaine étape de mon programme.

RENCONTRE AVEC SWAMI KRIPALU À MALAV ASHRAM

Un matin de juillet 1970, je pris un train au départ de Lonavala dans l'état de Maharastra et à destination de la ville de Baroda située dans l'état de Gujarat. L'ashram de Malav se trouvait dans un village reculé à une cinquantaine de kilomètres de Baroda. C'était le lieu où avait vécu Swami Kripalu. De Baroda, je pris un bus pour Malav. Bien que la distance à parcourir fût seulement de 50 kilomètres, le bus mit quatre heures pour arriver à destination à cause du mauvais état des routes en ce temps-là. En arrivant à Malav dans l'après-midi, je fus accueilli par le responsable de l'ashram Swami Sutanand Muni, le plus proche disciple de Bapuji Kripalu. Comparé aux autres grands ashrams visités auparavant, celui-ci était de petite taille. À l'exception du moine Swami Sutanand, habillé en rouge, aucun autre moine ne vivait ici. Bapuji était suivi par de nombreux dévots, venus de toutes parts du Gujarat et qui visitaient régulièrement l'ashram, mais il n'avait pas d'autres disciples résidants en permanence avec lui. Bapuji Kripalu possédait son propre endroit à l'écart, sécurisé par une petite porte. Le swami me disait que Bapuji était en méditation et qu'il sortait seulement le matin pendant un court laps de temps dans le but de donner le *darshan* (bénédiction).

Le jour suivant, après avoir accompli mon yoga quotidien, on m'a demandé de sortir pour prendre mon petit déjeuner. Aux alentours de dix heures, le swami me dit que Bapuji était sorti de sa chambre. Il m'amena vers la porte et dès que j'atteignis celle-ci, je pus ressentir la sérénité du lieu d'où émanait des odeurs divines d'encens. Bapuji était assis seul sur une balançoire, vêtu du vêtement rouge traditionnel des swamis Indiens. Je m'approchai de lui et me prosternai respectueusement. Il leva sa main droite en digne de bénédiction. Swami Sutanand me présenta et lui dit que je venais d'Amérique en quête de connaissance du yoga. Bapuji sourit, prit une ardoise (car il était un moine silencieux) et écrit que j'étais le bienvenu. À chaque fois que Bapuji sortait de sa demeure, de nombreux villageois venaient à lui pour recevoir le darshan. Je m'assis en sa compagnie pendant une demi-heure puis on nous demanda à tous de sortir.

Le matin suivant, la même routine prenait place ; Bapuji était de nouveau assis sur sa balançoire. J'étais le premier à arriver avec le swami. J'avais beaucoup de questions à lui poser cette fois. Swamiji était un homme éduqué et parlait l'anglais couramment. Il traduisait mes questions de l'Anglais à l'Hindi. La plupart de mes questions avait pour sujet le yoga, mais comme Bapuji écrivait sur l'ardoise et que le Swami faisait la traduction, je voulus en savoir plus. Finalement, Bapuji écrivit " Beta (mon fils), si tu souhaites rester ici, tu peux rester. " Je répondis, " Oui, j'aimerais rester, mais je visite l'Inde et j'ai une liste de maîtres à rencontrer. " Bapuji me répondit, " Va. Si tu n'es pas satisfait, tu peux revenir. "

QUITTER MALAV ASHRAM - LA RECHERCHE CONTINUE

Je passai cinq jours à l'ashram de Malav, puis je pris un bus au petit matin pour Baroda et encore un train pour Ahmedabad. Je restai deux nuits en compagnie d'une famille Indienne à Ahmedabad, puis je continuai ma route en direction de la ville d'Indore, dans l'état du Madhya Pradesh, à la recherche d'un yogi. Ma destination était un petit village appelé Amli, où résidait soi-disant un puissant yogi. Tout d'abord, je dois dire que tout au long de mon voyage en Inde, j'ai assisté à des gens manifestant des pouvoirs étranges. Ces gens sont appelés des fakirs (faiseurs de miracles), d'autres disent pratiquer Jadoo (la magie noire). Par exemple, en Occident, nous voyons les magiciens accomplir des performances sur scène avec tous leurs matériels. Nous savons qu'ils gagnent leur vie en divertissant leur public avec des tours. Cependant, en Inde, quand on voit un fakir dans la rue, vêtu d'à peine plus que des pagnes, sans équipement sophistiqué, faire pousser une graine de mangue en un arbre de quatre-vingt-dix centimètres de haut avec des mangues mûres, on ne sait plus quoi penser. Dans un village éloigné, on m'avait dit qu'à environ cinq heures du matin, près de la rive du fleuve, lors d'une cérémonie mystique spéciale, des gens allaient marcher sur le feu. J'ai demandé à être réveillé tôt parce que je voulais y assister. La veille, ils creusèrent un trou de 2,5 x 1,20 mètres, d'environ quatre-vingt-dix centimètres de profondeur, et le remplirent de bois. Puis ils laissèrent le bois brûler pendant plusieurs heures.

Je vis une demi-douzaine de personnes enguirlandées, vêtues d'un pagne et apparemment en état de transe, marcher lentement pieds nus sur le feu les unes après les autres après s'être baignées dans la rivière. J'étais à environ trois mètres du feu, et la chaleur y était déjà intense. Ils ne le faisaient ni pour de l'argent ni pour le spectacle. On me précisa qu'il s'agissait d'une cérémonie ayant lieu une fois par an à une date précise, en hommage à un dieu particulier.

À présent, pour revenir à ma recherche de yogi dans le village d'Amli, j'ai dû marcher plusieurs heures après être descendu de l'autobus. Habituellement, je portais moi-même mon sac à dos, mais cette fois il était vraiment trop lourd et je laissai alors mon guide m'aider. Nous arrivions finalement à l'endroit où le yogi résidait. J'aperçus un homme d'âge moyen aux cheveux longs et habillé d'un pagne, assis face à un temple, les jambes croisées, et en compagnie de deux autres sadhus vêtus d'habits rouges. Le yogi m'avait repéré et je remarquai que ses yeux étaient fixés sur moi. Je lui rendis hommage mais il ne réagit pas. Mon guide fit la conversation, et le yogi était à l'écoute attentivement sans prononcer un seul mot. Nous sommes restés assis là pendant environ 45 minutes. Soudain, le yogi se leva et partit. C'était le résultat de mon long périple à la rencontre de ce yogi. Je comprendrai l'importance de cette rencontre silencieuse plus tard lors d'une séance de méditation.

Après cette expérience, je ne ressentais plus le désir de rencontrer d'autres maîtres. J'annulai alors le plan initial de me rendre à l'ashram de Satya Sai Baba. Mon esprit était à Kripalu à l'ashram de Malav. Mon guide m'attendait à la station de train et me prit un ticket pour Baroda. Je passai la nuit dans le train et arrivai au petit matin à destination pour prendre une nouvelle fois le bus en direction de l'Ashram Malav.

En arrivant à l'ashram, je me sentis libéré et soulagé de ce long voyage. Swami Sutanand s'occupa de me préparer quelque chose à manger. Dans la cour intérieure de l'ashram, il y avait une chambre un peu à l'écart et située en face de l'annexe de Bapuji. J'y avais précédemment résidé et allais y demeurer à nouveau. Bapuji était en train de pratiquer la méditation, j'allais donc probablement le rencontrer le lendemain. L'ashram était calme, occupé uniquement par le swami, les dévots cuisiniers et moi-même.

Trois jours après mon retour à l'ashram, j'expérimentai subitement l'éveil du pouvoir de la Kundalini.

L'EVEIL DU POUVOIR DE LA KUNDALINI

J'avais voyagé à travers l'Inde pendant approximativement trois mois. Je ressentais maintenant qu'un changement soudain était parvenu dans ma vie. Lorsque je m'asseyais pour méditer, une respiration automatique prenait place et je m'apercevais que mon corps réalisait automatiquement des exercices d'atha yoga. En d'autres termes, je n'étais plus capable de faire quoi que ce soit volontairement ; comme si j'étais possédé par une force qui avait pris le contrôle de mon corps. Je commençais même à chanter et à répéter des mantras que je n'avais jamais entendus.

Swamiji m'emmena voir Bapuji et lui expliqua ce qu'il m'arrivait. Bapuji me conseilla, en écrivant sur son ardoise, de réduire mon temps de méditation. Mais à chaque fois que je m'asseyais et fermais les yeux, cette force reprenait le dessus. Chaque jour j'avais une expérience différente. Je me mettais à hurler, à chanter bruyamment et à danser. Bapuji pouvait même entendre mes activités de sa chambre. Personne dans cet ashram n'avait déjà été témoin de tels comportements au cours d'une méditation. Swami Sutanand vivait avec Bapuji depuis plus de six ans et il n'avait jamais expérimenté un éveil comme celui que j'expérimentais. Cependant, c'était un homme rempli d'amour et de compassion, il fit preuve d'un grand soutien à mon égard.

Je continuais ma progression et six jours après l'éveil, ma méditation était intense, avec des expériences transcendantales pleines de joie. Je ne sortais pas de ma chambre et y restais parfois jusqu'à dix heures sans manger. Je répétais des mantras *Ram Ram*, proférais des mots Sanskrit qui m'étaient tout à fait inconnus. Etant le premier disciple à avoir ce genre d'expérience dans l'Ashram de Malav, Bapuji s'inquiétait de mon bien-être psychologique et me demanda d'arrêter ma pratique de la méditation. Il pensait que je perdais les pédales. Et surtout, comme j'étais un étranger, il ne voulait pas qu'il m'arrive quoi que ce soit sous sa surveillance. Pour ma part, je comprenais clairement ce qu'il m'arrivait et le sens profond de ces expériences ; je ne voulais donc pas aller à l'encontre de quelque chose qui me paraissait si naturel. Comme je ne pouvais lui obéir, on me demanda de quitter l'ashram.

Sutari Muni, le manageur de l'ashram, qui était un moine très bon et aimant, me fit part de sa volonté de m'amener dans un endroit calme situé dans un village éloigné d'environ 75 kilomètres, et où je pourrais poursuivre ma sadhana. Nous avons donc pris un bus le lendemain matin en direction de ce petit village nommé Sisodra, reposant sur le rivage de la rivière Narmada.

PRATIQUE DE LA MEDITATION AU VILLAGE DE SISODRA

Nous arrivions à Sisodra en milieu d'après-midi. Swamiji me présenta au chef du village, qui était un des dévots de Bapuji. Il lui fit savoir que j'étais le *shisya* de Bapuji (élève) et que j'avais besoin d'un endroit tranquille pour pratiquer la sadhana. Il lui demanda aussi de garder un œil sur moi. Le chef rassembla quelques dévots de Bapuji et ils se mirent d'accord pour se relayer et m'aider dans mes besoins quotidiens. Le chef dit qu'il y avait un vieux bungalow abandonné sur la colline près de la rive du fleuve et il m'autorisa à m'y installer. C'était une vieille maison à deux étages construite au milieu d'un champ de cacahuètes, avec une chambre en haut, une terrasse en béton et trois chambres en bas, sans salle-de-bains. On m'avait dit que cette maison servait de refuge pour les moines voyageurs. En fait, un sadhu venait dormir dans une des chambres du bas, et allait mendier sa nourriture pendant la journée.

Cet endroit m'enchantait. Comme il s'agissait d'un lieu reculé, j'imaginais pouvoir accomplir ma sadhana sans déranger personne. J'ai immédiatement choisi la chambre à l'étage. Les dévots déposèrent sur la terrasse quelques grands récipients en terre pour contenir l'eau, ainsi que certains objets de première nécessité. La maison était construite à quelques pas de la rivière. J'allai d'abord me baigner dans la rivière puis retournai au bungalow pour entrer en méditation. Aussitôt assis, la shatki s'activa et je la laissai m'emporter. Le lendemain, autour de six heures du matin, j'entendis des bruits de mouvements provenant de la terrasse. En ouvrant la porte, j'eus la surprise de découvrir un gros singe occupé à boire l'eau des containeurs sur la terrasse. Après l'avoir chassé, je regardais en bas et j'en vis plus d'une douzaine d'autres, dont certains avec leur bébé sous le ventre, manger des arachides dans le champ. C'était tôt dans la matinée, et toutes sortes d'oiseaux majestueux volaient et chantaient, à la recherche de nourriture. En observant le comportement des singes et les activités des oiseaux, je ressentais un sentiment d'unité avec toutes les créatures de Dieu vivant dans la nature.

Lors de mon dixième jour d'éveil de la kundalini, je ne ressentais aucune peur ; j'expérimentais la présence de Dieu dans mon propre corps. Ma quête touchait à sa fin. Je n'avais plus le besoin de rechercher quoi que ce soit. Je sentais en moi la présence d'un guide doté d'une intelligence supérieure qui dirigeait mes actions et me protégeait. Je sentais que l'ignorance avait disparu et que les portes du savoir m'étaient grandes ouvertes. Je n'avais plus besoin de lire des livres ou d'écouter n'importe quel être mortel. Une force clairvoyante guidait mes pas et me protégeait; Je percevais clairement la signification de toutes mes actions. Lorsque je répétais un mantra ou que je chantais une chanson, j'en comprenais la raison profonde. Plus tard, lorsque j'ai pris connaissance des Upanishads du yoga, j'ai été surpris d'y retrouver l'exacte description de la plupart de mes expériences. Certaines y sont décrites de façon ésotérique et ne peuvent être comprises que par un initié.

Après avoir passé trois mois à pratiquer ma sadhana sans ennui, la rivière Narmada inonda le village. Beaucoup de villageois furent évacués avec leur bétail vers la maison sur la colline. Toutes les chambres au rez-de-chaussée étaient pleines de gens affairés à cuisiner, à parler fort, où à soulager leurs besoins naturels autour du bungalow. J'étais entouré de saletés, de fumées et d'odeur de tabac. Quand le niveau de l'eau baissa, beaucoup de gens restèrent car leurs huttes avaient été emportées par les flots. Ils n'avaient donc plus aucun endroit où aller. J'ai alors décidé de partir, en direction de l'Inde du Nord.

PRATIQUE DE LA MEDITATION EN HIMALAYA

Cette fois, je n'étais pas à la recherche d'un gourou mais, plutôt, à la recherche d'un endroit calme, loin des gens et de toute distraction, afin de développer mes connaissances de yoga. Je pris un train pour Delhi, puis un bus pour Deladun. De Deladun, je continuai encore en bus pour un lieu saint appelé Gangotri, très haut perché dans l'Himalaya. Après plusieurs heures de route dangereuse et étroite à travers les montagnes, j'atteignis enfin le village de Gangotri. Le site était impressionnant, avec une vue imprenable sur le somment des montagnes enneigées. Pendant la journée, la température était agréable, mais les nuits étaient plutôt fraîches. Il y avait un nombre important de petits temples, et des sadhus ainsi que des dévots en pèlerinage exécutaient des rituels dans le puissant fleuve Ganges.

Je découvris une grotte pas loin d'un temple et m'y installai pour méditer. Les vibrations de l'endroit étaient très favorables à mon sadhana. J'étais devenu un yogi silencieux, communiquant avec l'aide d'une ardoise. Mes repas étaient limités, ils se résumaient à quelques chappattis et du lait de vache offert par les villageois. Parfois, dans un état de samadhi, je passais des heures à me baigner dans des lumières transcendantes composées de rayons lumineux d'une variation de couleurs indescriptibles. Seul dans la caverne, je n'éprouvais aucune crainte et je me sentais protégé par une énergie divine ; même si un jour alors que je marchais dans la jungle, je me retrouvai nez à nez avec un cobra dressé juste devant moi. Je m'arrêtai et je le regardai fixement, il se rabaissa et prit la fuite.

Je progressais correctement et rapidement dans ma sadhana. Un jour, je reçus la visite d'un yogi à moitié dévêtu. Il entra silencieusement dans la grotte, je reconnus aussitôt que j'avais à faire à un être divin. Il s'assit par terre en face de moi et plongea ses yeux éclatants dans les miens. Je ressentais son énergie, c'était comme si nous communiquions en silence. Je rentrai alors en transe. À mon réveil, il n'était plus là. Deux jours après, il revint une seconde fois, une lumière dorée émanait de tout son corps. Il s'arrêta à l'entrée de la grotte, leva la main et me projeta un rayon de lumière. Cette fois, j'étais complètement conscient et réveillé, je me baignai littéralement dans la lumière. Il me révéla quelques enseignements ésotériques puis disparut soudainement. Je ne le reverrai jamais, mais je gardai une impression de communication directe avec lui. Je résidai dans la grotte pendant tout l'été, mais l'hiver approchant il commençait à faire très froid. Je quittai alors l'Himalaya et me rendis au mont Abu dans le centre de l'Inde.

MEDITATION DANS LA MONTAGNE DE MOUNT ABU

J'arrivai au Mount Abu au cours du mois de décembre. Le temps y était agréable et les nuit fraîches. Grâce aux informations recueillies de la bouche des sadhus qui s'étaient déjà rendus dans la région, je localisai une grotte à environ deux kilomètres d'un temple. Le swami pujari en charge du temple m'autorisa à venir y prendre mes repas. Chaque soir, je devais aller chercher mon lait et des chappattis achetés au temple. La marche quotidienne de deux kilomètres à travers la jungle était éprouvante. Le swami m'expliqua que le lait était servi après six heures, après qu'une cérémonie religieuse de 5 heures à 6 heures du soir ait eu lieu. Le lait devait être préliminairement offert aux dieux, avant d'être partagé entres les disciples. Je m'accrochai à cette situation pendant environ trois semaines. Marcher dans la jungle durant la nuit était dangereux, mais j'avais confiance en ma foi. Malgré mes problèmes de nourriture, ma méditation se déroulait à merveille.

Parfois, je sortais tard de ma méditation et n'avais plus assez de temps pour faire l'aller-retour au temple avant que des animaux sauvages nocturnes s'approprient la jungle. J'expliquai la situation au swami en lui disant que j'étais un yogi méditant dans une grotte et que je bénissais et rendais hommage à son temple. Je lui demandai ensuite si son dieu serait offensé si on m'autorisait à me servir du lait avant l'offrande afin de ne pas faire ce long chemin dans l'obscurité. Il se mit immédiatement en colère et me dit de ne pas revenir. Je me rendis alors au village pour y acheter de la farine dans le but de fabriquer mes propres chappattis. Je passai encore trois semaines dans cette grotte, me nourrissant uniquement de chappattis et d'eau. Puis je décidai finalement de retourner à l'Ashram de Bapuji Kripalu dans le village de Malav.

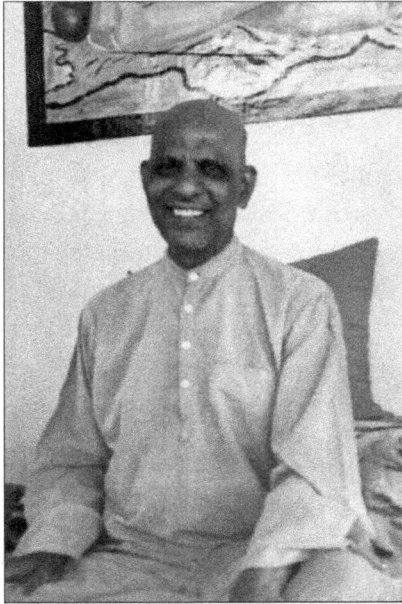

Swami Kripalvananda (Bapuji) au Centre de Kripalu, Pennsylvanie, 1979.

RETOUR À L'ASHRAM DE KRIPALU DANS LE VILLAGE DE MALAV

Arrivé à l'ashram de Kripalu, Swami Sutananda m'accueilla et m'assigna le même bungalow qu'avant. Je partageai rapidement avec lui certaines des épreuves traversées lors de ma recherche d'un endroit approprié pour développer ma sadhana à travers l'Inde. Il me proposa de rester là pour le temps que je désirais. Il me dit que durant mon absence, Bapuji avait dirigé une session de shaktipat pour la première fois suite à mon éveil. En d'autres termes, j'étais le premier sadhak à avoir atteint l'éveil de la connaissance de kundalini dans son ashram.

Je rencontrais Bapuji quotidiennement. Au cours de l'un de nos entretiens, il me conseilla d'apprendre le sanskrit et l'hindi afin de comprendre directement tout le spectre de la connaissance holistique du yoga ; je suivis alors ses conseils. Swami Kripalu était aussi connu sous le nom de Bapuji (le père respecté). La plupart des livres indiens sacrés sont écrits en sanskrit et traduits en hindi par des yogis savants et éminents de l'Inde antique. Les traductions anglaises de l'hindi, principalement accomplies par des Occidentaux, n'ont pas su préserver complètement l'essence ésotérique des textes originaux. C'est pourquoi Bapuji me guidait pour remonter à la source afin de comprendre mes expériences. Cependant, avant que je commence à lire les écritures yogiques, tout était déjà clair comme du cristal pour moi. La signification de chaque *mudra* ou posture de yoga que j'accomplissais m'était évidente. Les livres n'ont fait que confirmer et renforcer ma foi en la puissance du yoga.

Mon professeur de sanskrit parlait couramment l'anglais et l'hindi. Je souhaitais étudier les écritures yogiques directement à partir des versions originales écrites en sanskrit. J'empruntais donc quelques textes yogiques dans la bibliothèque de Bapuji, et le professeur me traduisait les slokas. En quelques mois, mon enseignant et moi avons consulté les écritures yogiques suivantes : Gheranda Samhita, Goraksa-Paddhati, Hatha Yoga Pradipika, Shiva Samhita, Patanjali Yoga Darshan, Siddha Siddhanta Paddhati, Yoga Yajnavalkya et autres Upanishads yogiques. En écoutant la traduction des sutras, je fus ravi de découvrir que le yoga est une science réelle, car ces livres ont été écrits par des yogis qui ont relaté leurs propres expériences. Bapuji était un yogi érudit, et non pas une personne dont la connaissance provenait uniquement des livres. Il méditait en silence dix heures par jour, et pendant toutes ces années passées auprès de lui, je ne l'ai jamais entendu prononcer un mot. Quand il sortit de sa méditation, il répondit à mes questions en écrivant sur son ardoise. Sa bibliothèque personnelle dans l'ashram débordait d'écritures anciennes.

J'ai mentionné plus tôt que Bapuji avait mené une initiation shaktipat pour la première fois après mon éveil dans son ashram. C'est à cette occasion que je rencontrai **Swami Rajarshi Muni**. A ce moment-là, il n'avait pas encore exprimé le vœu d'un swami. Il restait à l'ashram puis, quelques jours plus tard, prit la robe rouge et devint Swami Rajarshi. **Amrit Desai** revint lui aussi à l'ashram quelques temps après, tous deux étaient curieux et intéressés d'écouter mes expériences méditatives et d'atteinte de l'éveil de la kundalini. En raison de mes nouvelles activités de méditation, trop de gens venaient dorénavant à l'ashram, je souhaitais donc en partir. C'est alors que Swami Rajarshi Muni me parla d'un petit village près de Rajkot appelé Sapeur, où ses parents vivaient une vie paisible dans une maison à l'écart. Il me dit qu'il prendrait des dispositions pour que je reste avec ses parents pour pratiquer ma méditation. J'acceptai volontiers et me rendis à Sapeur.

MEDITATION DANS LA MAISON DES PARENTS DE SWAMI RAJARSHI AU VILLAGE DE SAPEUR

J'arrivais au village de Sapeur à bord d'un petite train, le père de Rajarshi m'attendait déjà à la sortie de la gare. Il m'amena dans sa grande maison à deux étages usés par le temps, située dans un lieu calme et isolé. Je rencontrai sa femme et ils me montrèrent ensemble ma chambre à l'étage avec la terrasse accouplée pour la pratique de mon sadhana.

Je m'installai dans la chambre et rangeai mes affaires. Comparé au nord du pays où le climat était froid pendant l'hiver, dans l'état de Gujarat, et particulièrement dans cette zone, il faisait très chaud et je ne disposais ni d'électricité ni de ventilateur. Mais dans tous les cas ce lieu était plus approprié car je bénéficiais de ces merveilleuses personnes pour prendre soin de moi. Maintenant que je pratiquais la kundalini yoga depuis à peu près deux ans, je progressais très rapidement. Comme avant, je restais silencieux et communiquais avec les parents de Rajarshi à l'aide de mon ardoise. Ils respectaient mon vœu et me servaient respectueusement. J'organisais mes journées avec une séance de méditation le matin de 8 heures à midi et une autre de 16 heures jusqu'au coucher. La plupart du temps, je ne pouvais respecter ce programme car j'étais complètement pris par ma pratique du yoga et absorbé toute la journée dans une sorte de Samadhi. Je ne pouvais même pas prendre une pause pour manger. Le merveilleux état de yoga nidra (état de rêve conscient) que j'expérimentais, avait transformé mon rythme circadian.

Dans cette méditation ésotérique automatique, j'avais chaque jour des experiences différents. Ma routine quotidienne était à la fois naturelle et transcendantale. Je restais dans un état de méditation à travers toutes les activités que je faisais, par exemple : lire, jouer de l'harmonium ou battre le petit tambour indien (Tabla). Les jours et les mois passèrent à une vitesse éclair. Je réalisais que j'avais déjà médité dans cette maison depuis plus d'un an. D'après les révélations reçues par le yogi lors de mes méditations dans les montagnes himalayennes, j'avais compris que je recevrais un signal de lui lorsque le moment viendrait pour moi de retourner en Occident afin de répandre cette connaissance. Lors d'une séance de méditation, je reçus ce message et je commençai alors à planifier mon départ de l'Inde pour la France. J'allai d'abord passer quelques mois au Népal puis au Tibet où je passai encore un mois à méditer. Je retournai ensuite à New Delhi pour passer un peu de temps avec des amis, et pris un avion pour Paris, France, au mois de Décembre 1974. J'y resterai quatre ans à diffuser mes connaissances du yoga.

MON DERNIER ENTRETIEN AVEC BAPUJI KRIPALU

C'était la fin de l'année 1979. J'emmenais quelques disciples de mon ashram établi en Haïti pour un tour dans différentes ville américaines. Nous nous rendions à Sumneytown en Pennsylvanie, où était situé l'Ashram **Kripalu** du **Yogi Amrit Desai**. Je fus bien reçu par le **Yogi Desai**, qui avait toujours porté un grand intérêt à ma pratique de la Kundalini yoga. Il me présenta à ses disciples, puis nous partageâmes ensemble une session très énergique de satsang à l'intérieur de l'ashram.

Le jour suivant, **Yogi Desai** nous amena, mes disciples et moi, au bungalow de Bapuji Kripalu, qui s'était maintenant installé aux Etats-Unis. En arrivant dans ses quartiers, je me penchai en signe de respect. Il me sourit comme à son habitude et fut content de me revoir après toutes ces années. Il nous accorda, à mes disciples et moi, une audience privée. Il était toujours silencieux. Il écrivit sur son ardoise et s'informa de mes progrès en méditation. Je lui racontai que j'avais ouvert des centres de yoga en Europe et l'Ashram de **Kripalu en Haïti**. Il me répondit que c'étaient des bonnes choses, mais que je ne devais pas oublier l'importance prioritaire de ma propre sadhana jusqu'à atteindre la phase finale. Il m'offrit des copies de ses nouvelles écritures concernant le yoga, ainsi que son dernier message spirituel durant cette année de *gourou purnima* (anniversaire du gourou) afin que je les partage avec mes disciples. Ce fut ma dernière rencontre avec Bapuji Kripalu. Il quitta les Etats-Unis en 1980 et entra peu de temps après dan le Samadhi éternel.

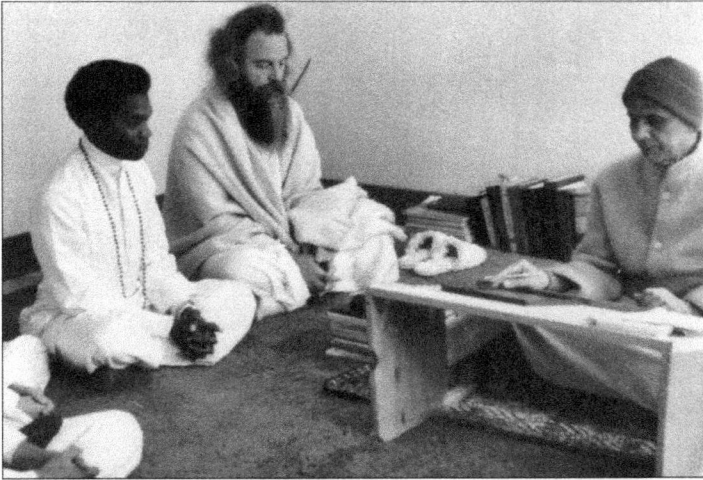

Dr. Lauture Massac (Yogi Darshan), Swami Yogeshwar, et Swami Kripalva-nanda (Bapuji) à Kripalu Ashram, Pennsylvanie, 1979

CHAPITRE III

QU'EST-CE QUE LE HATHA YOGA ?

COURS 1   **PARTIE 1**

Le mot *yoga* signifie *union*. *Hatha* est composé de deux syllabes *Ha* et *Tha*. *Ha* signifie *soleil* et *Tha* signifie *lune*. Symboliquement, Hatha yoga est l'union du soleil et de la lune. Le soleil symbolisant le flot d'énergie positive (Prana) à l'intérieur du corps humain, et la lune le symbole de l'énergie négative (Apana).

Selon des études anatomiques Orientales, ces énergies pénètrent le corps en le vivifiant. Sur ce sujet, des recherches sur l'acupuncture chinoise ont démontré une relation de la manipulation des énergies positives et négatives avec le rétablissement de l'équilibre physique. (Xinnong, C. & Deng, L. 2000). À un niveau supérieur, hatha yoga apporte la neutralisation et la maîtrise de ces énergies vitales, permettant à ses adeptes d'accéder en profondeur aux sciences de la méditation ou raja yoga.

Hatha yoga est le chemin qui nous conduit à une conscience universelle. Sur un plan physique, les pratiquants de hatha yoga, appelés des hatha yogi, trouveront dans cet équilibre les différents courants qui animent le corps, comme la santé, le calme, la patience, l'équilibre nerveux, la concentration, le pouvoir de la volonté et le sommeil régénérateur.

RECOMMENDATIONS PRELIMINAIRES

Bien qu'aux jours d'aujourd'hui le yoga ait atteint une certaine popularité dans les pays Occidentaux, lorsqu'on entre dans le véritable yoga holistique, les néophytes sont souvent confus. Cela est tellement différent de la pensée et du mode de vie Occidental que, selon votre niveau d'intérêt pour le yoga, vous pouvez être surpris au début. Dans un monde rempli de commercialisation, de rapidité, de technologie, de bruit, vous essayez de voyager à l'intérieur de vous-même. Pensez à ce que cela signifie: une rupture avec les anciennes habitudes et une pause bénéfique. Durant les cours moments, trop courts, où vous pratiquerez le yoga, vous devrez oublier le monde bruyant qui vous entoure. Vous allez créer un oasis de paix qui vous servira de refuge où chaque jour vous pourrez vous arrêter pour un moment bénéfique.

Nous devons attirer votre attention sur ce fait. Vous êtes sur le point de vous aventurer vers une nouvelle discipline très sérieuse et en quelque sorte plutôt difficile pour les débutants ordinaires. Cependant, vous en serez récompensé en peu de temps. Depuis plus de cinq milliers d'années, les humains pratiquent le yoga, mais sa nécessité n'a jamais été aussi évidente et souhaitable qu'à notre époque.

Toutes les choses matérielles et les gadgets électroniques offerts par la civilisation moderne tendent à aliéner chacun de nous profondément. Nous sommes en permanence sollicités de toutes parts: les médias, le commerce télévisé, l'internet, les vidéos, les réseaux sociaux, et les appareils mobiles de plus en plus sophistiqués. Nous sommes constamment manipulés, et nous sentons que nous sommes en train de perdre notre propre identité. Avec comme résultat, pour les esprits les plus faibles, un système nerveux qui s'effondre souvent, le Cœur abandonne sous la pression du stress, et la colonne vertébrale se brise. Physiquement et psychologiquement, quel organisme pourrait résister à une telle tension nerveuse permanente ?

En ce 21ième siècle, comme le progrès tend à remplacer les valeurs humaines, la race humaine avance vers sa décadence. Mais les humains ont toujours à leur disposition un moyen d'accéder au salut. La merveilleuse discipline du yoga, qui nous est transmise par les grands rishis (sages) de l'Inde, peut nous empêcher de sombrer. Le yoga agit sur toutes les parties de l'être que ce soit physique, mental ou spirituel. Cependant, ceux qui croient seulement en la réalité matérielle du monde ont aussi une chance de trouver leur place à travers le yoga. Dans le yoga holistique que nous sommes sur le point de vous enseigner, une grande partie est adaptée à toute personne portant un intérêt au yoga. Nous espérons que cet enseignement vous apportera, comme il l'a fait pour nous, santé, vitalité, bien-être psychologique et bonheur.

DIFFERENCE ENTRE
GYMNASTIQUE ET HATHA YOGA

Hatha yoga est l'opposé de la gymnastique, qui est une éducation sportive physique. Cette notion fondamentale doit être acceptée et comprise dès le commencement. La gymnastique est un sport stimulant. Il s'agit avant tout de mouvements, de travail musculaire, de dépense d'énergie, et elle est souvent une source de fatigue. Hatha yoga est l'immobilité, la relaxation, l'accumulation d'énergie, l'endurance et le repos des organes. Des études montrent que les filles qui pratiquent la gymnastique sont exposées à un retard de la puberté et que, garçons et filles, sont susceptibles d'avoir une croissance ralentie en raison d'un stress extrême sur les muscles (Ryan, J. 1995, 2000). Les exercices de gymnastique provoquent un certain nombre de contractions musculaires exigeant beaucoup d'efforts ayant pour résultat une perte d'énergie nerveuse dans le corps (Hardwood, R. et al., 2008).

Le yoga agit sur les articulations, les ligaments et les tendons pour aider à maintenir ou à restaurer l'élasticité. Dans hatha yoga, une posture est assumée et maintenue aussi longtemps que possible sans déplacements. La lenteur des mouvements et la relaxation sont les caractéristiques du hatha yoga.

Bien qu'un programme d'entraînement cardio doux et bien conçu soit censé être bénéfique pour le cœur, des exercices de gymnastique extrême imposent au cœur un travail supplémentaire, tandis que le yoga au contraire lui permet de se reposer. La gymnastique entraîne une accélération du rythme respiratoire; le yoga ralentit la respiration. La gymnastique est une cause de fatigue pour certaines personnes; le yoga apporte toujours, et à tous, un surplus de bien-être physiologique. Ces différences essentielles montrent combien les deux disciplines sont en opposition. En outre, le yoga n'est pas seulement l'enseignement de postures, ou asanas; des exercices respiratoires appropriés constituent son aspect principal.

CONCLUSION: Dans le yoga, les mouvements sont effectués lentement. On se positionne doucement dans une certaine posture, on la maintient pendant un certain temps et on revient lentement au point de départ. La compétition, la hâte ou les dépenses inutiles d'énergie ne sont pas nécessaires. Rappelez-vous que la lenteur est un élément clé du yoga. Si vous avez l'intention de sauter les étapes du yoga, il est préférable pour votre santé de l'oublier pour le moment.

ATTITUDES REQUISES POUR LE YOGA

La première est la volonté. Bien que la discipline du yoga soit un facteur de renforcement de la volonté, il faut déjà en avoir une certaine quantité pour progresser vers l'objectif à atteindre.

La deuxième exigence est la patience. La précipitation et l'impatience sont les ennemis jurés du Yogi. L'étudiant doit se rendre compte que demain, dans trois mois, ou dans un an, il ou elle sera certainement en mesure d'adopter la posture. Il faut éliminer toute précipitation, et ce afin d'éviter des blessures des ligaments. Vous devez garder en mémoire que vous disposez de toute une vie devant vous. Si vous pratiquez le yoga dans un centre avec d'autres étudiants, n'oubliez pas qu'un esprit de compétition n'a pas sa place dans la pratique du yoga.

La troisième exigence est la persévérance. Apprenez à persévérer continuellement. L'échec ne doit ni vous décourager ni vous faire abandonner la pratique. La progression viendra avec le temps, quel que soit votre âge, et quelle que soit la raideur de vos jointures, de votre colonne vertébrale, et de vos articulations.

MOMENTS PROPICES À LA PRATIQUE

Les meilleurs moments pour s'exercer au yoga sont le matin au réveil, et le soir avant le dîner. Toutefois, en raison d'un emploi du temps chargé, tout le monde ne pourrait être en mesure de maintenir un tel programme ; cependant, tout moment éloigné d'un repas lourd est approprié. Pour un meilleur résultat, la séance devrait avoir lieu deux à trois heures après avoir mangé. Si vous vous sentez fatigué, ne sautez pas votre session. Au contraire, vous allez tirer de l'énergie nouvelle et vous sentir soulagé après une séance d'entraînement de yoga.

LE BON ENDROIT POUR PRATIQUER

Aujourd'hui, les étudiants du yoga moderne sont en mesure de trouver un établissement à proximité pour se joindre à une pratique de groupe. C'est un endroit idéal pour commencer, en raison de la camaraderie avec d'autres étudiants. Toutefois, pour les sadhakas avancés qui ont fait du yoga une partie intégrante de leur mode de vie, ils devraient choisir une pièce bien ventilée et silencieuse, où ils peuvent demeurer aux calmes et éloignés de toutes perturbations. Il est préférable d'utiliser toujours la même pièce, d'éviter de fumer et de se divertir avec des personnes ayant un style de vie s'opposant au vôtre. Si cela vous est agréable, brulez de l'encens dans le but d'attirer les vibrations positives. Suivant le pays dans lequel vous résidez, et si le temps le permet, vous pouvez aussi pratiquer à l'extérieur, mais éloignez-vous des regards indiscrets. Si vous êtes physiquement capable d'exercer à même le sol, utilisez alors un tapis de yoga, un simple tapis ou une couverture épaisse peut aussi faire l'affaire.

Pour le sadhaka voulant pratiquer la méditation seul, gardez la pièce remplie de vibrations positives. Vous devez la considérer comme un sanctuaire. Si vous êtes assez chanceux pour disposer d'un centre de yoga ou d'un ashram qui propose régulièrement des satsangs dirigés par un maître, profitez alors de cette opportunité. Avant une séance de méditation, commencez toujours par des exercices de hatha yoga. Pendant votre pratique, essayez de ne pas donner d'importance à l'heure qu'il est. Si vous ne disposez pas d'un temps suffisant, faites uniquement quelques postures suivies de quelques minutes de méditation. Ne vous infligez jamais de pression ou de précipitation. Utilisez votre temps libre pour pratiquer le yoga, mais ne débordez pas sur le temps qui devrait être réservé pour le sommeil.

LES DIRECTIVES POUR LES POSTURES
ET LA SCIENCE DE LA RESPIRATION (Pranayama)

Pour les postures et les exercices de respiration (pranayama), veuillez lire attentivement la description de chaque mouvement. Vous devez être en mesure de coordonner chaque description avec l'exécution de l'exercice. Lisez-les de nouveau si nécessaire. Chaque fois que vous n'êtes pas sûr de quelque chose, retournez à la description et essayez à nouveau. Même lorsque vous pensez accomplir une posture parfaitement bien, si vous relisez–attentivement la description, vous pourriez vous rendre compte que vous avez manqué quelques détails. Parfois, de nombreux étudiants estiment avoir maîtrisé une posture, et réalisent plus tard pouvoir encore apporter une amélioration. En fait, votre corps vous signalera quand est-ce que vous aurez atteint la maîtrise complète d'une posture de yoga. Une fois que vous vous sentez à l'aise, sans aucune tension dans les muscles ou sur les ligaments, alors vous pouvez vous laisser aller à la satisfaction.

CONSEILS IMPORTANTS

Laissez votre séance de yoga être une sorte de communion avec vous-même et avec l'énergie cosmique. Le vrai yoga est la science de la réinté-gration. Cela nous ramène à notre propre contact cosmique. *Yoga* signifie *s'unir*, c'est une discipline qui, lorsqu'elle est pratiquée dans le bon état d'esprit, nous relie à l'univers dans lequel nous vivons et sans lequel nous ne pourrions jamais exister. Nous ne devons pas oublier que nous baignons dans un monde cosmique dont notre planète est une partie holistique. C'est pourquoi le yogi voit le monde cosmique sous la forme de l'air, de l'eau, de la nourriture et de la lumière qui donnent vie à toutes les créatures.

De plus, les sessions de yoga exigent de la concentration, et un état d'esprit presque religieux ou de communion. Ce n'est uniquement qu'à ces conditions qu'il peut être pleinement bénéfique. Il doit y avoir une inclinaison particulière de l'esprit et du corps, tout comme une ouverture de la totalité de l'être aux forces cosmiques qu'il cherche à recevoir. Dans cette harmonie parfaite, le yogi exprime sa gratitude envers la source de vie dont il dépend.

❧

COURS 1   PARTIE 2

LES POSTURES DU HATHA YOGA

OM (Le Maha-Mantra)

Avant chaque séance de yoga, nous chantons OM (prononcé **aum**), le son sacré monosyllabique venant du sanscrit et symbolisant la création de l'univers. En entonnant ce son cosmique, l'individu atteint l'harmonie entre le soi et les forces cosmiques environnantes. Nous entonnons aussi un autre mot sanskrit, *shanti*, qui signifie *paix*. Le symbole sacré OM crée un effet psychologique et physiologique ainsi qu'une influence hautement spirituelle. Dans le yoga, le sadhaka ne recherche pas uniquement une paix intérieure pour lui seul, mais aussi un état de paix pour tous. C'est pourquoi, avant chaque séance de yoga ou de méditation, le sadhaka doit faire preuve d'humilité, de respect et de compassion envers tous les êtres pour entrer en parfaite harmonie avec le cosmos.

Le son OM provoque une vibration dans la cage thoracique, favorisant ainsi le travail des organes internes. Il vibre de la même manière dans le cou et la tête, stimulant alors les glandes responsables des sécrétions hormonales basiques comme la thyroïde et les glandes pituitaires. La répétition de ce son à des effets bénéfiques sur la santé et favorise la régénération et le dynamisme.

RELAXATION PSYCHO-PHYSIOLOGIQUE

Dans la société matérialiste moderne, une relaxation totale du corps et de l'esprit est difficile à atteindre, surtout lorsque dynamisme est souvent confondu avec agitation. Néanmoins la relaxation, qui aide à contrôler le stress, est d'importance capitale pour la santé. C'est l'élément de base d'une pratique du hatha yoga réussie. Nous savons que la relaxation est indispensable pour maintenir une santé optimale, cependant, elle est devenue l'un des plus grands défis pour de nombreuses personnes. Différents moyens ont été entrepris pour essayer d'atteindre cet objectif, en passant par la chaise de massage super-confortable, le Jacuzzi rafraîchissant, et jusqu'aux pilules tranquillisantes. Jusqu'à présent, aucune invention moderne n'a surpassé, ni même égalé, la technique naturelle du yoga. On peut dire que le yoga est un antidote pour la dépression, l'anxiété, les phobies et la toxicomanie.

La relaxation musculaire s'accomplit naturellement chez les animaux ; mais, chez les êtres humains modernes, elle se doit d'être redécouverte. La civilisation moderne nous oblige à utiliser une quantité trop importante d'énergies nerveuses. Le rythme de vie qui nous est imposé provoque beaucoup d'anxiété, et l'environnement de bruits incessants constitue une agression permanente contre l'organisme. Ces facteurs de stress affaiblissent l'organisme et accélèrent le processus de vieillissement.

Ceux qui sont pris dans une course contre la montre quotidienne éprouvent une grande difficulté pour détendre complètement leurs muscles. Même pendant le sommeil, certaines personnes restent tendues. Parfois ce qui aurait dû être une période de repos leur apporte au contraire une fatigue supplémentaire. De ma propre expérience de psychologue, j'ai pu voir les effets dévastateurs du stress et de l'anxiété dans la vie de mes clients. Même avec un confort de vie élevé et tous leurs gadgets électroniques, ils sont incapables d'éprouver un moment de joie. Certaines personnes m'ont rapporté que même regarder la télévision ou aller au cinéma était pour eux une source de stress. Nous pouvons donc supposer que les gens capables de détendre leurs muscles et de calmer leur activité mentale sont finalement les plus chanceux de notre époque moderne.

POSTURE DE DÉTENTE -LA POSTURE DU CADAVRE
(Shavasana)

Shavasana est la principale posture de détente du yoga. C'est la première que nous décrirons, et elle est aussi appelée " la posture du cadavre ", même si le corps ne doit pas être rigide. Allongé à plat sur le dos, le corps doit simplement être aussi immobile qu'un cadavre afin d'expérimenter une détente totale. C'est une posture de base. Lorsque vous l'aurez parfaitement maîtrisée, vous pourrez alors l'utiliser au cours d'une séance de yoga pour vous reposer et pour revitaliser votre organisme après avoir accompli une ou plusieurs postures difficiles.

EXECUTION : Allongez-vous à plat sur le dos ; redressez les jambes en gardant les pieds écartés. Les bras sont placés le long du corps avec les paumes ouvertes. L'arrière de la tête repose sur le tapis. Le corps doit être orienté nord-sud (tête vers le nord) pour attirer le flux magnétique positif de l'énergie cosmique.

Avant de commencer, étirez les différents membres, le torse et le cou comme si vous étiez un chat. Ensuite, concentrez-vous sur chaque muscle, en commençant par la tête et en terminant par les pieds, tout en vous détendant, jusqu'à ne plus sentir les muscles de votre corps. Si vous pouvez accomplir cela, vous aurez alors atteint un véritable état de détente. Mais soyez bien conscient qu'au début, les muscles ne se détendent pas complètement. Il pourrait vous falloir un peu de pratique avant d'atteindre un véritable moment de repos allongé sur le sol.

Habituellement, le corps conserve une certaine quantité de tension musculaire que vous apprendrez à évacuer. Les personnes nerveuses rencontreront peut-être davantage de difficultés, et certaines devront aussi faire quelques contractions intérieures entre les positions afin d'apprécier pleinement la relaxation qui suit. Allongez-vous sur le dos (Shavasana), inspirez lentement tout en pliant votre bras droit vers votre tête jusqu'à ce qu'il touche presque le sol, redressez-le et retenez votre souffle. Puis expirez brusquement et laissez le bras tomber près de l'épaule, faites le même exercice avec le bras gauche.

RESULTATS: Il vous aidera à prendre conscience des différents groupes musculaires, afin de localiser les points de tension et de s'en débarrasser.

VARIANTE: Mettez-vous à plat sur le dos, fermez les yeux, et essayez de détendre les muscles du visage et du front, sans serrez les dents. Laissez aller votre bouche à un demi-sourire (le sourire de Bouddha). Restez absolument immobile.

Si vous accomplissez correctement cette posture, alors vous devriez pouvoir ressentir le poids de votre corps. Vous devriez avoir le sentiment que votre corps est devenu si lourd qu'il s'enfonce petit à petit dans le sol. Continuez à respirer lentement et uniformément. Dans la mesure du possible, observer une attitude de détachement mental. Essayez de vous imaginer flottant sur à la surface d'un lac ou sur un nuage, libre de tout attachement, parfaitement heureux, et baignant dans les courants vitaux de notre planète.

Cette posture aide à redresser la colonne vertébrale, en exerçant une pression par l'action de la gravité. Si vous souffrez d'une courbure trop prononcé de la colonne vertébrale, vous devriez commencer par glisser un petit coussin sous vos hanches, jusqu'à ce que vous vous sentiez à l'aise sans la présence de celui-ci. La posture est parfaite lorsque l'ensemble du dos peut être complétement détendu sur le sol.

Le but de la posture Shavasana est d'apporter une relaxation complète du système nerveux tout entier afin de réussir dans la pratique du yoga. Au début, elle pourrait être un peu difficile, mais avec une pratique régulière, elle sera bientôt maîtrisée.

VARIATION: Vous pouvez espacer vos pieds d'environ 50 centimètres, et garder les bras loin du corps. Ensuite, ouvrez les mains de moitié et tournez vos paumes vers le haut.

RESPIRATION COMPLETE

La respiration est essentielle à la vie. Un nouveau-né à peine sorti du ventre de sa mère prend sa première respiration, et plus tard dans sa vie, prendra sa dernière respiration à l'approche de sa mort. Nous pouvons vivre plusieurs jours sans manger, sans boire ou même sans dormir, mais personne ne peut vivre plus de quelques minutes sans respirer. Néanmoins, peu d'individus savent respirer correctement. Une respiration incorrecte entraîne une perte de vitalité. Dans le yoga, on peut apprendre à respirer de la bonne manière, en utilisant le nez et non la bouche. Lorsque nous respirons par le nez, nous sommes protégés des germes indésirables par un filtre naturel situé à l'intérieur de celui-ci. Des exercices réguliers de pranayama aident les poumons à développer un rythme respiratoire régulier. Dans la littérature yogique, il est stipulé que nous naissons avec un nombre défini d'inhalations et d'exhalations. En apprenant à maîtriser notre fréquence respiratoire, nous pouvons donc prolonger notre durée de vie.

En outre, une respiration incomplète entraîne une oxygénation incomplète du sang et une élimination inadéquate des gaz résiduaires. En résulte une intoxication lente de l'organisme. Ces explications démontrent combien la respiration totale est indispensable à la santé. Il est dans votre intérêt de l'étudier attentivement et de la pratiquer chaque fois que vous le pouvez. De plus, la respiration totale permet de capturer le *prana*, ou énergie vitale cosmique, et de la distribuer à chaque cellule qui compose votre corps.

RESPIRATION ABDOMINALE:

Dans ce genre de respiration, le diaphragme remplit parfaitement sa fonction, et il est très important. Vous devez travailler sur son développement jusqu'à une maîtrise complète. Tout d'abord, asseyez-vous dans n'importe quelle posture confortable et garder la colonne vertébrale droite. Placez une main sur l'estomac pour suivre son mouvement. Commencez par expulser tout l'air des poumons. L'abdomen doit devenir concave pour que le diaphragme se lève. Commencez lentement à inhaler à travers les deux narines. L'abdomen est maintenant rempli d'air et commence à remonter. Le diaphragme s'abaisse et se repose sur la masse abdominale. Vérifiez le mouvement avec la main. Lorsque le diaphragme descend à son point le plus bas, commencez à expirer, puis progressivement contracter l'abdomen.

Ce mouvement se poursuit lentement et complètement. La main l'accompagne pendant l'inhalation ainsi que l'expiration. En faisant de la respiration abdominale, la partie supérieure du torse devrait rester immobile. Si elle se gonfle, cela signifie que vous le faites mal. Vous pouvez aussi bloquer la cage thoracique supérieure avec une ceinture sous les aisselles.

AVANTAGES DE CET EXERCICE RESPIRATOIRE: Il vide l'air contenu dans la partie inférieure des poumons, il masse le foie, les reins, le côlon, les organes génitaux, et augmente les échanges gazeux.

RESPIRATION MOYENNE: Dans cette respiration, l'abdomen reste immobile, de même que le haut du torse. Seule la partie centrale de la cage thoracique se gonfle et se dégonfle en rythme. Au début, placez une main sur l'abdomen pour vérifier son immobilité.

RESPIRATION SUPÉRIEURE: Dans cette variante, l'abdomen et la partie médiane de la cage thoracique restent immobiles. La clavicule et les épaules s'élèvent et l'air remplit la partie supérieure des poumons. Cette respiration est souvent naturelle chez de nombreuses femmes. En utilisant simultanément les trois exercices décrits, nous devrions obtenir un ensemble complet de la respiration.

RESPIRATION COMPLETE: Prenez n'importe quelle posture assise confortable, puis inspirez et expirez par les deux narines. Respirez, en remplissant d'abord l'abdomen, puis la cage thoracique, tout en soulevant les épaules. Lorsque les poumons sont complètement remplis (sans exagération), expirez. Ensuite, abaissez les épaules, videz la cage thoracique et enfin creusez l'estomac. Maintenez-le dans cette position pendant quelques secondes, expirez l'air, puis respirez normalement.

Une chose à retenir est que la respiration complète est accomplie en reliant les trois types de respiration en rythme et continuellement. Il s'agit de la respiration abdominale, moyenne et supérieure. Pour de meilleurs résultats, essayez de pratiquer entre dix et quinze minutes chaque jour.

EFFETS THÉRAPEUTIQUES: Ces types d'exercices respiratoires améliorent la circulation sanguine, augmentent l'oxygénation du sang, reposent le cœur et fournissent au corps une énergie cosmique vitale (prana).

EXERCICES D'ECHAUFFEMENT (Pour les postures assises)
Dans la leçon suivante, vous apprendrez la première posture assise, qui est une aide importante pour la pratique de l'exercice de respiration, ou pranayama. Pendant ces deux semaines, il serait utile de faire des exercices d'échauffement afin d'acquérir l'élasticité des membres pour faciliter l'exécution de la posture confortable appelée Sukhasana.

Bien que certains élèves soient naturellement nés avec des articulations souples et qu'ils éprouvent moins de difficulté à s'asseoir en *Sukhasana*, ils bénéficieront quand même d'un échauffement des articulations avant de procéder aux exécutions des asanas. D'autres étudiants moins flexibles peuvent prendre plusieurs mois avant de pouvoir s'asseoir confortablement pendant un certain temps. Soit dit en passant, permettez-moi de vous rappeler que *Sukhasana* est la posture assise la plus facile à maîtriser (puisque les jambes ne sont pas croisées), ce qui est essentiel pour la pratique de la méditation.

EXECUTION 1: En position assise, tendez les jambes. Pliez la gauche à un angle de 90 degrés, en plaçant la face inférieure de votre pied gauche contre la cuisse droite. Gardez la colonne vertébrale droite, avec l'aide de votre main gauche, appuyez sur votre genou gauche et essayer de lui faire toucher le sol. Ensuite, passez à la jambe droite et répétez 3 ou 4 fois cet exercice. Cela vous préparera à la posture de l'étudiant.

EXECUTION 2: Procédez comme mentionné ci-dessus, mais le pied gauche devrait reposer sur le haut de la cuisse droite au lieu de se reposer contre sa surface interne. Appuyez sur le genou gauche en essayant de lui faire toucher le sol. Maintenez-le dans cette position pendant un certain temps, puis passez à l'autre jambe. Cet exercice est un peu plus difficile que le précédent, et prend généralement un peu plus de temps avant de pouvoir être à l'aise avec lui.

EXECUTION 3: Asseyez-vous avec les deux jambes pliées et attrapez vos pieds. Tenez vos plantes de pied l'une contre l'autre et tirez vers l'intérieur. Tenir la position aussi longtemps que vous le pouvez, et avec les coudes essayez de pousser les cuisses vers le sol pour faire le contact. Cet exercice préparera les jambes pour la posture de *Goraksa*.

EXECUTION 4: Agenouillez-vous et reposez-vous sur vos talons, puis essayez ensuite de détendre les chevilles de sorte que l'arrière des pieds vienne complètement s'aligner avec vos jambes. Gardez la position aussi longtemps que vous le pouvez. Cet exercice vous préparera à la posture de l'adepte.

EXERCICES D'ECHAUFFEMENT (Pour les postures inversées)
Ces exercices sont excellents pour la paroi abdominale, et ils préparent également le corps pour la posture inversée décrite dans cette leçon.

EXECUTION: Allongez-vous sur le dos. Gardez les bras le long du corps, puis soulevez lentement la jambe droite pendant l'inspiration. Maintenez la jambe droite pendant environ 3 secondes, puis abaissez-la lentement jusqu'à la position horizontale tout en expirant. Répétez 4 à 6 fois l'exercice, puis alternez avec l'autre jambe. Ensuite, gardez les deux pieds joints et soulevez-les plusieurs fois, puis prenez un temps de repos. Suivez la respiration tout en soulevant les jambes.

Pendant les prochaines semaines, vous devriez exercer votre corps à prendre quotidiennement la posture de repos complète, *Shavasana*. Après les exercices d'échauffement et les exercices complets de respiration abdominale, prenez toujours du repos en *Shavasana*. Cela vous aidera à commencer la deuxième leçon avec un corps plus détendu.

LA POSTURE DE L'ETUDIANT

Afin d'accomplir cette posture simple, commencez tout d'abord par l'exercice d'échauffement.

EXECUTION: Asseyez-vous avec la jambe droite dépliée, et pliez la gauche vers la face inférieure de la cuisse droite. La cuisse droite doit toucher le sol. Gardez la colonne vertébrale droite et reposez la main sur les genoux. Restez dans cette position immobile aussi longtemps que vous le pouvez, puis inversez la position. Au cours de chaque position, il suffit de suivre votre respiration.

CONCENTRATION: Sur le cœur.

RESULTATS: Cet exercice permet d'atteindre un état immobile. Il est également excellent pour contrôler le système nerveux, et il apporte de la souplesse aux genoux et aux articulations.

LA POSTURE DE L'ADEPTE

Avec tous les exercices d'échauffement décrits et que vous avez pratiqués, vous devriez être maintenant prêt à effectuer la posture complète de l'adepte.

EXECUTION: Asseyez-vous sur les talons. Détendez-vous et gardez la colonne vertébrale droite. Les mains reposent sur les cuisses, et les paumes s'ouvrent en se tournant vers le haut. Restez immobile dans cette position avec les yeux fermés, et suivez simplement votre respiration. Vous obtiendrez le plein avantage de cette posture en y restant pendant une longue période.

CONCENTRATION: Au centre du cœur, ou *Chakra Anahat*.

RESULTATS: Cette posture est aussi l'une des postures de méditation. Elle prépare l'étudiant au développement de l'équilibre physique et mental, et contribue au contrôle du système nerveux. Cette posture est aussi excellente pour renforcer les articulations des chevilles et des pieds. Elle est également très utile dans la pratique du pranayama et dans la compréhension complète de la science de la respiration.

LA POSTURE INVERSEE (Viparita-Karani)

Les derniers exercices d'échauffement ont dû vous préparer pour cette posture.

EXECUTION: Allongez-vous sur le dos. Gardez les pieds joints et les jambes droites, puis soulevez-les lentement tout en inhalant. Continuer le mouvement des jambes vers le haut. Avec l'aide des mains placées sous les hanches, élevez votre bassin sans à-coups. Les jambes et les cuisses sont droites formant un angle d'environ 45 degrés et devraient essayer de toucher le sol. Les pieds sont maintenant au-dessus du plan vertical de votre tête. Vous devriez trouver un point d'équilibre où vous êtes à l'aise, puis prendre une respiration abdominale profonde et lente. En restant dans cette posture, la glande thyroïde est affectée par la pression de votre menton sur la gorge. Au début, vous pouvez ressentir un léger inconfort, mais il devrait disparaître après un certain temps.

Restez dans la position aussi longtemps que vous pouvez sans vous sentir mal à l'aise et tout en respirant normalement. Finalement, revenez à la position initiale et reposez-vous en *Shavasana*.

RESULTATS THERAPEUTIQUES: C'est une excellente posture pour stimuler la circulation sanguine dans les jambes. Elle est reposante pour le cœur, renforce la glande thyroïde, tonifie la peau du visage ainsi que les muscles, et peut prévenir l'apparition des rides.

RESPIRATION: Elle doit être très profonde et lente. Pendant cette posture, contracter l'abdomen et les muscles de l'anus vous aidera dans l'évacuation du gaz.

LA POSTURE DE L'ARBRE (Ardha-Vriksasana)

EXECUTION: Debout, gardez les bras le long du corps. Soulevez la jambe gauche et essayez de ne pas plier le genou. Placez le dessous du pied gauche contre la partie convexe du genou droit, à l'endroit où le pied gauche peut trouver un appui. Essayez de trouver votre équilibre en vous tenant debout sur le pied droit. N'oubliez pas que votre pied gauche appuie contre le genou droit. La jambe gauche doit rester dans le plan du corps. Gardez les bras détendus, tout en essayant de trouver votre équilibre. Après un certain temps, abandonner la position et alterner avec l'autre jambe. La respiration doit être normale et vous devez vous concentrer sur votre équilibre.

EFFETS THERAPEUTIQUES: Elle calme le système nerveux. Elle aide à développer un sens de l'équilibre et la maîtrise de soi.

MOUVEMENTS POUR LE COU

Maintenant, nous allons étudier certains mouvements du cou, que vous pouvez pratiquer régulièrement pour obtenir un soulagement des raideurs de la nuque. Nous allons également pratiquer quelques rotations des yeux pour maintenir une vision saine.

Dans le cadre des exercices d'échauffement avant une session de hatha yoga complète, prenez une position assise confortable et effectuez les mouvements suivants:

FLEXION: Abaissez votre tête vers l'avant jusqu'à ce que le menton touche la poitrine. Appuyez sur le menton pendant quelques secondes, puis soulevez lentement la tête.

EXTENSION: Laissez tomber lentement la tête vers l'arrière, puis appuyez sur le dos autant que vous le pouvez tout en vous concentrant pendant quelques secondes sur le soulagement des tensions de votre cou, puis ramenez la tête lentement à sa position initiale.

ROTATION: Tournez la tête vers la droite aussi loin que possible. Le mouvement doit être très lent. Maintenez-la quelques secondes et revenez lentement au point de départ. Répétez la rotation plusieurs fois sur un côté, et inversez de l'autre côté.

INCLINATION LATERALE: En commençant par une position verticale, inclinez votre tête vers la droite sans la tourner. Allez aussi loin que possible, puis maintenez-la pendant quelques secondes avant de revenir à la position de départ. Faire la même action inclinée vers la gauche. Répétez le mouvement plusieurs fois sur les deux côtés, puis détendez-vous.

MOUVEMENTS OCCULAIRES

FOCALISATION ENTRE LES YEUX: L'étudiant prend une position assise. La respiration est régulière et les yeux sont bien ouverts. Tournez vos yeux vers le point situé entre les sourcils. Si vous ressentez une tension, respirez profondément, fermez les yeux et recommencez après avoir reposé les yeux.

FOCUS SUR LE NEZ: La concentration doit être sur la pointe du nez.

MOUVEMENT LATERAL DES YEUX: De la même posture assise, en respirant normalement, regardez fixement un point droit devant vous. Puis dirigez votre regard vers la droite autant que possible. Maintenir la position et remettre les yeux en position neutre. Recommencez le même mouvement vers la gauche. Répétez cet exercice environ 3 à 5 fois.

ROTATIONS DES YEUX: D'une posture assise, tout en respirant lentement, regardez droit devant, puis regardez vers le haut et faites un mouvement circulaire avec les yeux en regardant vers le bas à gauche, à droite, puis à nouveau. Faites un cercle complet 3 fois, et répétez l'exercice dans le sens opposé.

൙

LECON 1   PARTIE 3
INTRODUCTION AU YOGA SUPERIEUR

Comme il vous l'a été déjà dit, la troisième partie de chaque leçon sera réservée au YOGA SUPÉRIEUR. Les étudiants à l'esprit matérialiste qui pratiquent le yoga uniquement pour leurs bienfaits physiques n'ont pas à étudier cette partie, sauf quelques chapitres que nous indiquerons.

Cependant, ils ne devraient pas penser que le yoga possède aussi un chemin spirituel dont ils n'ont pas besoin et donc le mépriser. Il y a des moments dans notre vie où des difficultés peuvent faire changer notre vision du monde. Par exemple, une maladie mortelle, une perte soudaine d'un être cher ou des épreuves graves dans nos vies peuvent nous faire réaliser que l'existence est une école difficile qui ne peut pas être ignorée. Chacun de nous à un moment donné peut devenir soudain conscient des réalités supérieures. Aucun matérialiste n'est à l'abri de cette illumination soudaine qui est appelée " Grâce ", et qui peut transformer votre vie. Nous espérons que les jours sombres de votre vie seront bientôt suivis par le soleil et qu'il apportera la lumière dans votre vie.

LES OBJECTIFS DE BASE

Dans cette partie consacrée au yoga supérieur, nous apporterons la même préoccupation scientifique que nous avons pour l'enseignement du yoga physique. Chaque jour la science moderne se rapproche de la science occulte ; l'espace entre eux devient de plus en plus petit. La magie de la communication est capable d'apporter instantanément un événement ayant lieu dans n'importe quel coin du monde à notre salon. Les découvertes continues de nouvelles planètes dans l'infinité du cosmos ont fait de la science-fiction une réalité. Les temps sont proches où, selon ce dicton, " les choses cachées seront révélées ". Nous voulons préciser que l'enseignement que nous allons présenter maintenant n'est qu'une vision transitoire de la vérité. Au fur et à mesure que nous progressons vers l'objectif éternel, notre conception de la vérité change. Nous passons d'un état de conscience à un autre qui est raffiné et plus inclusif. Chaque état successif de conscience dévoile une vérité différente qu'il contient, et va au-delà de la connaissance préalablement acquise. C'est pourquoi nous disons que le yoga est une science spirituelle. Tout comme dans la science humaine, toujours plus d'explorations et de recherches sont nécessaires.

Par ailleurs, on peut dire que chaque état de conscience correspond à une vérité transitoire. C'est pourquoi même le plus grand scientifique doit rester humble. Aucun ne peut prétendre avoir pénétré même un pourcentage significatif du secret du cosmos. Le yoga ne peut être compris dans son essence et ses effets ne peuvent être pleinement appréciés sans une certaine connaissance des choses. Nous allons l'expliquer dans la troisième partie de chaque leçon. Il ne faut pas oublier qu'il y a trois siècles (et qu'est-ce que trois siècles dans l'histoire de l'évolution ?) que Galilée a été emprisonné et condamné par l'Église catholique pour " soupçons véhéments d'hérésie " pour déclarer que la terre tournait autour du Soleil (Bryant, W. 1918).

Nous n'avons pas la prétention d'apporter une vérité immatérielle. Nous espérons seulement clarifier certaines notions essentielles que la personne moyenne de notre époque devrait connaître. Depuis le commencement des temps, des ETRES CHOISIS ont eu le privilège de porter la lumière du monde à travers les âges. Ces messagers ont seulement été capables de présenter la vérité d'une manière acceptable pour les gens de leur temps. Alors que cette nouvelle ère s'annonce, l'humanité doit franchir un pas de plus et accéder à une plus grande compréhension de la vérité.

ETRES HUMAINS VISIBLES ET INVISIBLES

Le vrai yoga est la science de l'être humain holistique - physique, mental et spirituel. Nous essaierons de définir et d'expliquer ce que signifie l'être humain holistique.

Pour le matérialiste, un être humain n'est que physique et mental. Personne ne conteste l'existence dans cet aspect. Le yoga physiologique que nous allons enseigner dans la deuxième partie de nos leçons est consacré à ce sujet. Même si les êtres humains sont mortels et retournent en cendres, certains ne croient qu'en eux-mêmes. Ils croient au monde qui est révélé par leurs sens. Être matérialiste est la caractéristique de la science moderne. En même temps, ne nous a-t-il pas ouvert un monde invisible aussi tangible et aussi grand que le monde que nous comprenons par les sens ?

Dans sa tentative de pénétrer les secrets de la matière, la science du 21ème siècle a atteint la frontière de l'occulte. Avec des découvertes constantes de planètes lointaines dans d'autres galaxies, les scientifiques seront bientôt prêts à révéler le dernier secret. La dernière étape sera franchie quand ils admettront que les énergies ne sont pas aveugles, mais intelligentes, et que la différence entre l'esprit et la matière est une question de degrés de vibration.

La lumière, le son, la couleur et les autres sensations nous révèlent le monde. La science quantique accepte maintenant l'idée que l'univers est fait d'énergies et de vibrations (Folger, 2001). Mais à quel point la sphère offerte à notre perception est-elle limitée ? Nous ne sommes que partiellement conscients de toutes les manifestations de l'Univers. Le domaine des infrarouges, des rayons ultra-violets et des ultra-sons est au-delà de notre perception. Ils constituent un autre univers tout autant réel et qui peut être beaucoup plus vaste que celui que nous connaissons, mais si différent que nous ne pouvons pas l'imaginer. Si nous étions sensibles à toutes ces vibrations, l'aspect caché et merveilleux de notre univers nous aurait été révélé.

Sans doute, comme le révèlent les écritures yogiques, il existe une autre forme d'énergie (prana) plus subtile que celles que nous venons de mentionner. La science le découvrira un jour comme elle a découvert les rayons et des longueurs d'onde. Le fait que prana reste une partie de l'auto-découverte yogique ne signifie pas nécessairement qu'il n'existe pas.

La partie de l'univers que nous pouvons percevoir n'est qu'une petite partie de l'ensemble. Il en est de même pour la personne ordinaire à qui seule l'apparence la plus grossière est perçue par ses sens. Seul notre aspect matériel est visible, bien que nous ne soyons rien sans les multiples énergies qui nous animent. Si ces énergies vitales s'échappent, nous deviendrons bientôt rien d'autre que de la poussière. Quelle est l'origine de ces énergies qui animent le corps ? Est-ce qu'elles disparaissent avec lui ou retournent-elles à une source cosmique ? La coquille transitoire du corps est-elle notre seule composante ? Ou sommes-nous parfois conscients d'un corps subtil, celui qui n'est pas révélé à nos sens physiques ?

Nous posons ces questions depuis le début des temps. Une lumière a pénétré notre cerveau ; une voix intérieure nous a dit que ce corps n'est pas notre propre réalité. Nous devons nous découvrir et chercher la vie éternelle à travers le labyrinthe de la matière périssable. Le yoga est devenu un guide dans cette recherche. La science de la personne holistique - voilà le yoga que nous enseignons. Le yoga physique (hatha) est destiné au corps, et il est nécessaire. Le corps doit être bien traité, car c'est l'instrument le plus précieux qui nous permettra d'atteindre une RÉALITÉ SUPÉRIEURE. L'organisme doit être sain et fonctionner parfaitement. L'accomplissement spirituel ne peut être atteint que si le corps est en parfaite santé et sous contrôle. Si nous sommes toujours occupés à traiter un corps malade, comment pouvons-nous entendre la voix de notre Esprit ?

C'est par la matière que l'Esprit est révélé. Cette recherche est la plus haute étape du yoga. Dans la mesure où les postures et les techniques de respiration aident à développer la maîtrise sur le corps, d'autres techniques nous permettent de faire contact avec notre partie invisible. Par-dessus tout, ces méthodes favorisent l'illumination de l'être matériel à travers l'absorption d'énergies subtiles.

Finalement, comme le yoga physique, le yoga spirituel exige également de la discipline. Un effort constant du sadhaka est nécessaire. Il faut réorienter sa vie et renoncer à de nombreuses fausses satisfactions sur le plan matériel. Il faut abandonner un peu l'excédent de besoins et certains des désirs afin d'atteindre l'objectif. Enfin, au bout de cette route, la vérité éternelle attend le sadhaka, et la bonne santé, la paix et le bonheur seront à portée de main.

CHAPITRE IV

LECON 2   **PARTIE I**

CONCENTRATION MENTALE

C ette leçon traitera plus directement des postures et de la science de la respiration (pranayama), qui constituera la deuxième partie. Pour que ces deux techniques soient pleinement bénéfiques, elles doivent être complétées par une étude de la CONCENTRATION MENTALE, en particulier dans le cas de la science de la respiration. L'objectif de cette concentration est de renforcer le mental par l'influence physiologique des exercices physiques.

Il n'est pas nécessaire d'expliquer comment l'état d'esprit influence le corps. Remarquez cependant que dans la psychologie moderne, la connexion esprit-corps est bien établie. Il y a des milliers d'années, les sages rishis qui ont découvert la science du yoga connaissaient déjà ce fait. C'est pourquoi ils ont utilisé la composante mentale afin d'augmenter les effets bénéfiques de hatha yoga. En dirigeant nos pensées vers n'importe quel point particulier du corps, nous provoquons une accumulation d'énergie en celui-ci. C'est pourquoi de nombreuses méthodes d'éducation physique ont obtenu de meilleurs résultats en couplant la concentration mentale avec le travail physique.

Dans le yoga, l'activité mentale doit accompagner la posture, ainsi que dans les exercices de respiration.

En exécutant une posture, la concentration mentale doit être focalisée sur l'exécution correcte du mouvement effectué par les membres. La respiration doit être contrôlée.

Dans la science de la respiration, ou pranayama, puisque la concentration n'est dirigée sur aucune posture, elle doit être focalisée sur la cadence du rythme respiratoire et sur l'énergie vitale (prana) qui s'écoule dans l'organisme.

Tout en retenant votre souffle, vous devriez également imaginer l'énergie vitale pénétrant tous les organes du corps, y compris la glande endocrine et le système nerveux. Il faut beaucoup d'efforts pour atteindre une concentration mentale constante. Vous devriez essayer d'oublier les stimuli extérieurs, les soucis ou le passage du temps, et concentrer toute votre attention sur la posture ou la respiration que vous travaillez. Si vous permettez à des pensées négatives d'entrer dans votre esprit, celles-ci vont engendrer une succession d'autres pensées, et vous ne pourrez pas garder un degré approprié de concentration.

L'errance mentale est la caractéristique d'un esprit ordinairement entraîné. L'esprit humain est continuellement envahi par des pensées sans connections entre elles. Ces pensées semblent aller et venir comme à leur guise, tout comme des lapins enfermer dans une cage. Ces pensées incontrôlées agitent vraiment l'esprit et le rendent très encombré. D'abord vous devez arrêter ce mouvement, puis concentrer votre attention sur un point et essayer de la maintenir en utilisant votre volonté. Au début pour certains sadhakas, il est difficile d'arrêter le flux des pensées, mais avec une formation régulière, après un certain temps, un bon résultat en sortira sûrement.

L'expérience yogique montre qu'il est préférable de pratiquer ces exercices dans un endroit calme et à un moment où vous n'êtes pas pressé. Il est recommandé de garder les yeux fermés pour une meilleure concentration. Cette technique est bénéfique pour le comptage mental du temps de maintien de la respiration tout en se concentrant sur le chakra du cœur. Après quelques mois de pratique, vous devriez sentir la chaleur irradiant la région du cœur lorsque vos exercices de respiration sont accompagnés par la concentration, c'est la manifestation du prana. La pratique de la concentration mentale permettra non seulement d'augmenter les avantages des postures et des exercices de respiration, elle vous donnera aussi l'habitude de commander vos pensées, ce qui vous aidera à mieux résoudre vos problèmes et avec une vision plus claire de la vie.

La concentration mentale ouvre la porte à des ideaux plus élevés. C'est comme un escalier à partir duquel vous pouvez accéder aux niveaux supérieurs du yoga. Plus de détails sur la pratique réelle de la concentration mentale et de ses effets sur la vie spirituelle seront disponibles dans la partie 3 de la troisième leçon. Maintenant, vous allez pratiquer la concentration mentale en faisant les exercices suivants. C'est un excellent exercice de concentration. Il vous permettra progressivement de contrôler vos activités cérébrales. Vous devez vous familiariser avec votre propre rythme cardiaque en comptant vos pulsations. Ce faisant, vos pensées ne seront occupées que par ce travail, et aucune pensée étrangère ne pourra perturber votre concentration. Une telle concentration vous permettra de faire des progrès plus rapides, et elle est plus facile à faire que de se concentrer sur un endroit particulier du corps.

Ceux qui ont des difficultés pour se concentrer au début devraient utiliser cette méthode pendant longtemps. Pour plus de détails sur la concentration, consultez la partie 3 de la leçon suivante. Pour le moment, voici trois exercices de concentration.

EXERCICE 1: CONCENTRATION VISUELLE SUR LE BOUT DU NEZ

Prenez n'importe quelle posture confortable, concentrez vos yeux sur la pointe du nez, tenir autant que vous pouvez, en ne pensant à rien d'autre, sauf sur le besoin de rester immobile. Respirez lentement et normalement.

EXERCICE 2: CONCENTRATION MENTALE ENTRE LES SOURCILS

De toute posture assise confortable, fermez les yeux et imaginez un point brillant entre vos sourcils. Concentrez-vous sur ce point, ne pensez à rien d'autre, et respirez lentement. Cet exercice vous initiera à la méditation.

EXERCICE 3: CONCENTRATION SUR LE CHAKRA DU COEUR

Vous pouvez soit prendre une posture assise ou celle de repos (Shavasana). Essayez d'être conscient des battements de votre cœur. Dans un endroit calme, concentrez-vous sur votre rythme cardiaque. Après une certaine période de temps, vous devriez être capable de sentir les battements de votre cœur dans votre poitrine.

NOTIONS ELEMENTAIRES AU SUJET DE PRANA

Il est tout à fait impossible d'apprendre le yoga holistique sans savoir quelque chose au sujet de prana, l'énergie cosmique planétaire que, par le yoga, un sadhaka peut apprendre à collecter et à utiliser dans le corps.

Dans la première leçon, nous avons dit que le yogi doit pratiquer l'exercice et la posture à travers une concentration mentale afin d'entrer en contact avec le prana. Dans la troisième partie de nos études, nous étudierons le prana en détail et la manière dont il est reçu et distribué. Cependant, il est bon de le connaître le plus tôt possible et d'être conscient du fait que les effets majeurs du yoga résultent de prana, cette énergie électromagnétique subtile.

Prana apporte la santé, l'équilibre nerveux et la vitalité à l'être tout entier. Peut-être que vous pourriez être sceptique quant à sa réalité. Toutefois, grâce à la pratique régulière de la concentration et des exercices de respiration, vous sentirez des rayons chauds se propager à travers votre corps tout entier. Alors vous ne douterez plus de sa réalité.

❧

LECON 2   PARTIE 2
POSTURES DE HATHA YOGA OU ASANAS

Nous espérons qu'au cours des deux dernières semaines, vous vous êtes familiarisé avec les exercices préliminaires d'échauffement et les premières asanas. Vous pouvez continuer à les pratiquer tous les jours jusqu'à ce que vos hanches, genoux et chevilles deviennent assez souples et confortables.

D'autre part, à ce jour, vous devez être bien familiarisé avec la posture de la RELAXATION COMPLETE (*Shavasana*), et assez avancé avec des exercices de respiration profonde. Vous devez continuer à les pratiquer pendant les quinze jours suivants avec d'autres asanas et les exercices de respiration que vous allez apprendre dans cette leçon. Afin de garder le corps en forme, vous devez toujours maintenir chaque exercice ou une série d'exercices pour détendre le corps et lui apporter un repos complet.

SURYA-NAMASKAR (Salutation Au Soleil)

Maintenant, nous allons apprendre une des postures les plus importantes du hatha yoga:

LE SURYA-NAMASKAR – Cette posture, si elle est effectuée lentement de la bonne manière avec une respiration correcte, apportera la souplesse et l'énergie complète à l'ensemble du corps. Cette posture fait fonctionner toutes les parties du corps. Parfois, si vous n'avez pas beaucoup de temps pour pratiquer le yoga le matin, ne faites que Surya-Namaskar trois fois, puis reposez-vous pendant cinq minutes. Ceci est suffisant pour vous tenir en forme pendant toute la journée. Il s'agit d'un ensemble complet de postures dans la totalité du système du hatha yoga.

Le Surya-Namaskar est divisé en douze mouvements ou postures, à partir du point de départ. Au début, vous n'avez pas à les exécuter comme elles sont parfaitement réalisées sur des photos. Vous faites comme vous pouvez, et un jour la perfection viendra automatiquement. En fait, le Surya-Namaskar prépare tout le corps à une meilleure performance des autres asanas.

Traditionnellement, avant de commencer avec n'importe quelle autre asana, les yogis commencent toujours par Surya-Namaskar.

EXECUTION:

1- Debout, face à l'est ou au nord, gardez les pieds joints l'un à l'autre. Les mains sont pliées au niveau de la poitrine. Suivez votre respiration et concentrez-vous sur elle pendant un moment.

2- Pliez votre buste en arrière aussi loin que possible. Soulevez les bras en respirant lentement et retenez l'air.

3- Descendez en retenant votre respiration.

4- Tendez la jambe gauche derrière vous, inspirez, avec les deux mains sur le sol.

5- Redresser la jambe droite derrière vous et retenez votre respiration.

6- Amenez tout le corps vers le bas tout en expirant. Gardez le front, la poitrine et les genoux sur le sol.

7- Mains sur le sol, les jambes tendues vers le bas et à plat sur le sol, tirez le buste vers le haut tout en inhalant.

8- Gardez les mains et les pieds à leur position initiale, et ramenez le corps vers le haut, la tête vers le bas, en continuant de retenir votre respiration.

9- Amenez la jambe gauche vers vos mains tout en expirant.

10- Amenez la jambe droite vers vos mains. Retenez la respiration et levez-vous, tête baissée avec les bras touchant les pieds.

11- Relevez-vous et pliez le buste en arrière aussi loin que possible en inhalant.

12- Revenez à nouveau au point de départ, les deux mains repliées au niveau de la poitrine, et continuez à respirer normalement.

SUKHASANA (Posture agréable)

C'est la première posture assise que nous décrirons. Elle est utilisée principalement pour la méditation, les exercices de respiration ou pranayama. C'est une préparation pour la posture parfaite (*Siddhasana*). Si vous avez fait tous les exercices d'échauffement préliminaire dans la première leçon, vous aurez une meilleure chance de réussir. Si vous ne pouvez pas la faire tout de suite, ne vous découragez pas. Continuez à pratiquer les exercices d'échauffement, et essayez de faire la posture tous les jours. Cela peut prendre plusieurs mois pour l'exécuter.

EXECUTION: Asseyez-vous, pliez la jambe droite et placez la cheville droite devant le périnée; puis pliez votre jambe gauche et avec l'aide de votre main droite, placez-la sur le dessus de votre jambe droite pliée. Les genoux doivent être sur le sol ou le plus près possible. Gardez la colonne vertébrale droite, les mains doivent être détendues sur les genoux.

CONCENTRATION: Au centre du cœur.

RESPIRATION: Elle doit être profonde et lente. Essayez de rester dans la posture aussi longtemps que possible. Ensuite, étaler les jambes et détendez-vous.

Ceci dépendra de la souplesse des hanches, des genoux et des chevilles. Au début, vous pouvez vous sentir mal à l'aise, et la posture peut être un peu douloureuse pour vous. C'est un bon moyen de vous préparer à des postures plus avancées. Continuez à l'essayer et faites-la tous les jours, mais ne forcez pas sur les membres.

RESULTATS: Elle apporte un équilibre nerveux, une souplesse des articulations des jambes et des pieds, posture favorable pour effectuer pranayama et s'asseoir pour la méditation.

PAVANA MUKTASANA (Posture de libération des vents)
EXECUTION: Asseyez-vous avec les jambes pliées, les pieds à plat sur le sol, et gardez les talons aussi près que possible des fesses. Étendez les bras derrière votre dos et mettez les mains à plat sur le sol. Gardez la colonne vertébrale droite. Inspirez profondément et essayez lentement de reposer votre front sur vos genoux, tout en expirant. Il y aura une pression sur le muscle pectoral, qui est attaché aux côtes et au sternum. Gardez la posture, maintenez la respiration, soulevez le buste en inspirant, puis expirez. Répétez cet exercice trois à quatre fois, puis détendez-vous.

Plus les bras sont éloignés du corps, plus la posture est difficile. Si vous ressentez un peu de douleur autour de vos côtes, soulagez la tension et elle diminuera.

CONCENTRATION: Elle doit être portée sur le cœur et au centre de la gorge.

RESULTATS: Une force est exercée sur le muscle pectoral, la souplesse de la colonne vertébrale, et la pose à un effet bénéfique sur la gorge, les amygdales, les glandes thyroïdes et le thymus. Essayez autant que possible de garder les genoux ensemble et de ramener les talons près des fesses.

GORAKSA-ASANA (Posture Goraksa)
Revoyez le troisième exercice d'échauffement dans la première leçon, qui est une préparation à cette posture.

EXECUTION: Asseyez-vous avec les jambes pliées; placez les orteils et les talons les uns contre les autres. Avec les deux mains, attrapez les pieds joints et essayez de les ramener vers le périnée. Les genoux devraient descendre au sol. Gardez les bras droits et le torse dressé. Pour ceux qui ont des jambes raides, cette posture prend souvent une longue période et une certaine persistance à maîtriser, même si c'est une posture de base.

RESPIRATION: Lente et profonde.

CONCENTRATION: Sur la région du cœur.

Avant de faire cette posture, il est préférable de pratiquer d'autres exercices préliminaires de jambes ainsi que le troisième échauffement dans la première leçon. Cette asana n'est pas très facile à maîtriser. Vous devriez continuer la pratique et ne jamais l'abandonner. Si nous l'introduisons si tôt dans la deuxième leçon, c'est parce qu'elle augmente considérablement la souplesse de l'articulation de la hanche. C'est une préparation à la posture de méditation qui doit être apprise le plus tôt possible.

VARIATION DE GORAKSA-ASANA:

De cette posture, essayez d'atteindre vos orteils avec le front. Respirez d'abord avec le torse droit, et abaissez votre buste vers l'avant. Respirez tout en appuyant sur vos cuisses avec vos coudes. Reposez le front sur les orteils si vous le pouvez, les poumons vides et en retenant votre souffle pendant quelques secondes, puis redressez le torse et ramenez le buste en arrière lentement en respirant, puis expirez à nouveau.

CONCENTRATION: Concentrez-vous sur la souplesse des jambes et sur le cœur.

RESULTATS: C'est l'une des meilleures postures pour atteindre une souplesse des hanches et des articulations. Elle prévient les rhumatismes des hanches et des jambes.

CONSEIL: Tant que vous n'avez pas maîtrisé cette posture, vous devriez continuer avec les exercices d'échauffement de la première leçon. Vous pouvez ressentir au début un peu de malaise dans les articulations, mais il se dissipera après un certain temps. Ne forcez pas avec les coudes. Exercez la pression très lentement, jamais par à-coups, et surtout n'abandonnez jamais l'espoir d'atteindre la posture dans toute sa perfection.

LE DEMI-COBRA (Asana Ardha-Bhujanga)
PREMIERE POSTURE

EXECUTION: Placez le pied gauche à plat sur le sol; la jambe gauche est courbée. La jambe droite est allongée aussi loin que possible. Les bras le long du corps, le torse est dressé. Exercez une pression maximale sur la jambe gauche, puis essayez d'étendre la droite autant que possible. Gardez le torse droit et essayez de toucher le sol avec vos doigts. Changez de jambes et inversez la posture.

SECONDE POSTURE: (Variante)

Placez la main gauche sur le genou, la main droite et le bras droit à côté de la cuisse droite, puis tournez la tête et le buste vers la droite. Commuter les jambes, et inverser la posture avec la rotation.

RESPIRATION: Douce et normale.

CONCENTRATION: Sur la colonne vertébrale.

RESULTATS: Elle favorise la souplesse de la colonne vertébrale et corrigera ses déformations. Bénéfique pour les reins, les glandes rénales ; renforce le système lymphatique, favorise la souplesse des hanches et des muscles de la cuisse.

POSTURE DE LA JAMBE LEVEE (Uttanpadasana)

Allongé sur le dos, gardez les jambes droites et soulevez-les jusqu'à un angle de 45 degrés avec le sol. Les bras sont droits et maintenus parallèlement aux jambes. Maintenez cette position en respirant lentement, puis abaissez très lentement les jambes, le torse, et revenez à la position initiale, puis détendez-vous dans la posture de *Shavasana*.

RESPIRATION: Lentement et profondément.

CONCENTRATION: Sur l'abdomen.

RESULTATS: C'est un excellent tonique pour les muscles. Il empêche la graisse et l'hydropisie dans le ventre et renforce la paroi abdominale.

POSTURE DE LA PINCE ASSISE(Pascimottanasana)

C'est une posture de base. Vous devez l'étudier attentivement. Elle agit sur les muscles du dos, qui sont étirés avec les muscles abdominaux, en apportant une contraction. Elle contient deux postures, une préliminaire et une complète.

POSTURE PRELIMINAIRE: Tandis que vous êtes assis dans une position confortable, étirez vos bras en arrière, les mains à plat sur le sol. Expulsez l'air des poumons et respirez profondément. Lentement abaissez le torse en avant tout en expirant, et rapprochez la tête des genoux. Essayez de toucher les genoux avec le front si possible. Vos mains se déplaceront légèrement et se rapprocheront du corps.

Si vous ne réussissez pas tout de suite, continuez d'essayer d'abaisser lentement votre torse de plus en plus loin. Ne procédez jamais par à-coups, et continuez de reposer votre tête sur les genoux pendant quelques secondes, videz les poumons, et élevez-vous en respirant.

RESPIRATION: Suivez la procédure de respiration décrite ci-dessus.

CONCENTRATION: Sur le plexus solaire.

POSTURE DE BASE COMPLÈTE PASCHIMOTTANASANA

Allongez-vous sur le dos avec les pieds joints, inspirez profondément, et soulevez lentement le tronc vers le haut en utilisant la puissance des muscles abdominaux. Pliez-le lentement, saisissez les chevilles avec les deux mains et expulsez l'air des poumons. En tirant sur vos chevilles, vous faites en sorte que le torse se penche plus loin vers l'avant et que votre tête vienne atteindre les genoux. À ce stade, les coudes doivent toucher le sol et les genoux ne doivent pas être pliés. Maintenez la position pendant un moment, puis soulevez-vous lentement en inspirant et expirez. Répétez la posture trois ou quatre fois puis reposez-vous en position *Shavasana*.

DEUX CONSEILS:

1- Si vous ne parvenez pas à vous mettre en position assise par la contraction abdominale, commencez la pose à partir de la position assise ou en vous allongeant. Aidez-vous avec les coudes et les mains.

2- Si vous ne pouvez pas amener votre tête près des genoux sans les plier, et sentir un peu de douleur à l'arrière de vos cuisses, c'est parce que les muscles à l'arrière de vos cuisses sont rigides. Tôt ou tard, avec une pratique régulière, ils s'assoupliront ainsi que les muscles dorsaux.

RHYTHME RESPIRATOIRE: Rappelons-nous ceci: Inspirez avant d'élever le torse, expirez en vous penchant vers les genoux. Retenez la respiration tout en gardant la position, respirez à nouveau lorsque vous vous levez, puis expirez tout en redescendant. Si vous voulez garder la posture pour une plus longue période de temps, respirez superficielle-ment pendant son accomplissement.

CONCENTRATION: Sur le plexus solaire.

RESULTATS THERAPEUTIQUES: Elle assouplit la colonne vertébrale et les muscles postérieurs de la cuisse, renforce les abdominaux et réduit les troubles musculaires sciatiques. Elle rajeunit le système lymphatique, et elle est excellente pour la prostate, les glandes sexuelles et le pancréas.

PRANAYAMA

Nous espérons que, au cours des deux dernières semaines, vous aurez assimilé correctement les exercices de respiration abdominale (respiration abdominale, moyenne et supérieure) et que vous pratiquez régulièrement les respirations profondes complètes. Sinon, vous devez continuer à les pratiquer.

Voici maintenant quelques notions de base qui vous aideront à com-prendre la science de la respiration. Merci de les étudier attentivement et de les garder toujours à l'esprit. La respiration renouvelle l'apport d'oxy-gène transporté par le sang et l'évacuation des déchets gazeux de l'orga-nisme. Plus tard, dans d'autres leçons, nous nous attarderons plus intensément sur les effets physiologiques de la circulation sanguine et nous établirons leur relation avec le yoga.

Les yogis disent que par des exercices de respiration, ils peuvent cap-turer le prana de l'oxygène qui est distribué à toutes les cellules de l'organisme et qui leur apporte une nouvelle vitalité. Ils disent que le prana est l'énergie vitale de la terre provenant du soleil. Ainsi, nous pouvons comprendre l'importance de retenir la respiration dans la pratique du pranayama. Pendant la rétention, le prana se propage tout au long du corps dans tout le système nerveux et les glandes. Il est distribué dans les cellules du corps à travers la circulation sanguine et les neurones du cerveau. Vous remarquerez, à travers vos expériences personnelles, que la déclaration des yogis est correcte, mais il pourrait vous prendre plusieurs mois ou des années pour le réaliser. Vous remarquerez égale-ment que la façon naturelle et automatique de respirer peut également être contrôlée à volonté. En agissant volontairement sur le rythme de leur système respiratoire, les yogis peuvent contrôler non seulement leurs battements cardiaques, mais presque tout le système organique.

Cependant, votre ambition devrait être plus humble que cela. Vous devriez chercher à laisser prana faire son travail naturellement et automatiquement dans le corps, afin d'atteindre un esprit équilibré et une bonne santé. Nous savons que la colère et la peur génèrent un état d'esprit émotionnel qui réagit sur le système respiratoire. Ils commencent par un changement physiologique dans le corps en provoquant une sécrétion interne à l'intérieur de celui-ci. Cependant, le processus peut être inversé en modifiant le rythme respiratoire, et alors il devient possible de dominer l'émotion. Donc le sadhaka qui pratique régulièrement le pranayama peut atteindre un grand équilibre nerveux ainsi que le contrôle du tempérament et du comportement.

Si nous convenons que les fréquentes réactions émotionnelles causées par les aggravations de la vie moderne sont responsables de nombreux désordres physiologiques, alors nous pouvons dire que l'homme qui a le savoir pour les dominer a une meilleure chance de rester en bonne santé. La science du pranayama offre au pratiquant les moyens de le faire.

Cependant, nous devons avertir le sadhaka de trop exulter si la respiration complète peut être pratiquée sans aucun danger. La rétention du souffle, ou kumbhaka pranayama, pourrait avoir certains risques. Vous devez observer les règles et procéder avec prudence, généralement sous la direction d'un maître conpetent.

Au début, la rétention doit être courte, et la durée devrait être augmentée à mesure que l'organisme s'habitue à elle. Ceux qui souffrent de maladies cardiaques, de pression artérielle, ou d'autres troubles respiratoires devraient éviter de pratiquer ce type de pranayama. Vous devez aussi remarquer que certains types de pranayama ne devraient pas être pratiqués sans un régime alimentaire approprié.

PRANAYAMA: LA RESPIRATION RYTHMIQUE

Prenez n'importe quelle posture confortable de votre choix. Tout d'abord, expirez complètement pour vider les poumons, puis prenez une respiration profonde (inhaler), puis expirez très lentement l'air par les deux narines régulièrement. Répétez cet exercice de sept à dix fois et puis prendre un temps de repos.

CONCENTRATION: La concentration doit être portée sur les sons audibles de l'air qui rentre et ressort.

KUMBAKA NO. 1 (Rétention de la Respiration)

SECOND PRANAYAMA: Asseyez-vous dans une posture confortable. Tout d'abord expirez complètement, puis inspirez lentement par la narine droite, arrêtez le souffle aussi longtemps que vous le pouvez, puis expirez par la même narine. Inspirez par la narine gauche, retenez l'air aussi longtemps que vous le pouvez, puis expirez par la même. Répétez trois à six fois pour chaque narine, puis respirez normalement.

CONCENTRATION: Tout en retenant votre respiration, imaginez que le prana se propage dans tout le système nerveux, et vous apporte confort et santé.

KUMBHAKA NO. 2

Asseyez-vous dans une position confortable, respirez profondément, puis expirez pour vider les poumons. Peu après, prenez une autre respiration profonde, fermez les deux narines et arrêtez votre respiration aussi longtemps que possible sans exagérer (quelques secondes), puis expirez. Répétez trois à six fois puis respirez normalement.

CONCENTRATION: Sur la région du cœur.

❧

LECON 2   PARTIE 3

YOGA SUPERIEUR
La Découverte de l'Être Spirituel Intérieur

Si vous avez décidé d'aller vers la découverte de votre être spirituel intérieur, vous devez savoir que c'est uniquement par le corps physique que la voie est ouverte et non pas par l'intellect. Dans le yoga holistique, le corps est considéré comme le laboratoire dans lequel la découverte spirituelle ésotérique est explorée.

Le devoir de celui qui progresse vers la lumière spirituelle est de maintenir le corps en parfait état physique autant que possible. C'est un outil et un moyen qui vous permettra d'accomplir un travail spirituel approprié. Si l'outil n'est pas à jour, l'ouvrier ne sera pas en mesure de faire un bon travail.

Ce corps que les faux prophètes ont maudit doit être l'objet de vos meilleures attentions. Sa santé doit rester en bon état. Sauf dans certains cas, habituellement un yogi avancé ne devrait pas souffrir de maladies chroniques. Ou on peut le dire ainsi: la maladie d'un yogi n'est pas la même que la maladie d'une personne ordinaire. Si un yogi est attaqué par une infection de passage, il possède la connaissance pour y faire face. Habituellement, elle ne durera pas longtemps, et son effet sur la santé en général sera minime. Un yogi est une source de lumière, et la lumière disperse les maladies qui sont d'une origine sombre.

En pratiquant régulièrement hatha yoga, votre santé sera conservée. Il vous aidera à garder le corps dans une condition dans laquelle vou sentirez un paisible et parfait fonctionnement des organes. Cependant, une chose que vous devriez également ne jamais oublier est que le corps devrait être votre serviteur et pas votre maître. Ses besoins, ses désirs, ses réactions doivent être sous votre contrôle. Le yogi reste le maître souverain de son corps. Pour cela, vous devriez régulariser votre vie en vivant une vie tempérée. C'est la base du yoga supérieur.

Pour réussir dans la première étape, vous devriez être capable de maîtriser le corps physique, de dominer vos émotions et vos désirs. C'est vers cet objectif que hatha yoga et pranayama vous conduiront. Cependant, vous devez également contrôler vos désirs sexuels. Il est très important pour le plein succès dans la pratique du yoga supérieur. C'est la clé qui ouvrira la porte au salut (si c'est votre but!).

Pour que le corps ne reste plus un obstacle à l'Esprit, il doit être non seulement contrôlé, mais purifié. Grâce au contrôle régulier des désirs sexuels, ce processus peut être atteint. Vous devriez également suivre un régime approprié, convenant à votre propre métabolisme. Votre corps ne devrait pas être comme une poubelle, dans lequel vous jetez tout et à tout moment. L'habitude de manger tout le temps devrait également être contrôlée.

L'alcoolisme et le tabagisme apportent des toxines non seulement au corps physique, mais ils tuent aussi les possibilités de recherche propres à l'esprit pour découvrir le véritable moi. Les règles morales yogiques

(Yama-Niyama) devraient être mises en pratique. Faites de la non-violence une règle majeure dans votre vie. Vous devriez vous retenir de causer n'importe quel ennui ou douleur à quiconque. La haine contenue virtuellement dans votre cœur, dès qu'elle se manifeste, doit être chassée une fois pour toute. Pour cela, il faut se concentrer sur des pensées positives uniquement. De cette façon, vous mettez à votre disposition la loi de polarité de la nature.

L'égo, la jalousie, la haine, la convoitise et l'avidité doivent être remplacés par la modestie, la fraternité, l'amour, la pureté et la retenue. La vérité devrait être votre guide. Vous devriez toujours essayer de la maintenir à tout prix. Vous devriez toujours essayer de montrer une bonne humeur permanente. Une personne triste ne pourrait jamais être un yogi ou un messager de lumière. Profitez de toutes les bonnes choses de la vie à votre disposition. Toutefois, ne soyez pas attaché aux personnes ou aux choses matérielles. C'est la règle principale pour tout progrès spirituel supérieur. Seul l'Esprit éternel devrait être le véritable centre de votre vie. Le yogi avancé reste imperturbable et n'est pas affecté par les problèmes qui se déroulent dans le monde, comme ils sont si communs de nos jours. Ces bouleversements troublants sont nécessaires pour l'évolution des humains, donc ils ne devraient pas vous affecter. Mais vous ne devez pas seulement vous contenir, vous devriez aussi donner et aider chaque fois que vous avez une chance de le faire, sans attendre aucun fruit de votre action ni récompense en retour. Dans la pensée, la parole et l'action, vous devez manifester la vertu de l'amour - pas l'amour égoïste ordinaire dont la plupart des gens parlent. Il ne devrait pas être l'amour dédié à une personne ou à une famille, mais à toutes les créations du monde entier. Un tel amour n'est pas une affection émotionnelle sporadique, c'est la vie réelle. Tout comme le soleil qui répand ses rayons sur toutes les créatures, il est impersonnel envers le bien et le mal.

Si vous essayez de pratiquer les conseils du yoga supérieur, vous profiterez bientôt de leurs fruits inattendus. Lentement, et lentement votre corps sera purifié et deviendra plus léger. Les bonnes vibrations cosmiques se propageront tout au long de votre être. Votre corps physique et votre esprit ne seront plus des obstacles à l'aube de la lumière spirituelle. Vous sentirez qu'il vous est plus facile de vous élever vers l'Esprit Suprême, d'être en contact permanent et de communier avec les énergies supérieures, et de rester toujours plus proche du royaume de Dieu.

CHAPITRE V

LES POSTURES (ASANAS)

Avant de commencer cette leçon, vous devriez réviser toutes les précédentes, que nous avons déjà étudiées. Vous devez insister, plus particulièrement sur *Goraksasana*, qui pourrait vous prendre beaucoup de temps à maîtriser. Insistez aussi sur *Shavasana*, la posture de repos complet de la première leçon.

Voici quelques conseils plus pratiques sur *Shavasana* : Dans cette posture de repos, prenez l'habitude de respirer très lentement. Toujours essayer de contrôler mentalement votre rythme cardiaque, ce qui devrait le faire ralentir. Toujours essayer de détendre l'ensemble de vos muscles pour une détente complète. Continuez d'essayer de vider votre esprit de toutes pensées afin de se concentrer sur le moi intérieur, qui est la paix et le vide. Essayez au moins de vous maintenir en harmonie avec les vibrations cosmiques. De cette façon, votre conscience sera en contact avec le champ supra conscient, et toutes les énergies cosmiques que vous désirez viendront à vous.

Lentement et lentement, la paix, le calme, la détente et la confiance en soi, qui sont les caractéristiques des forces cosmiques, se propageront en vous et seront établies. Cependant, cela ne se produira pas en un jour; vous devrez persévérer pendant un certain temps.

PREMIERE POSTURE: VRIKSHASANA (Posture de l'Arbre)

EXECUTION: Debout, joignez les pieds avec les bras le long du corps, soulevez le pied droit et attrapez-le avec les deux mains, et laissez le reposer fermement sur votre cuisse gauche. Pour garder votre équilibre, pliez votre corps un peu vers la gauche tout en exécutant la posture, puis après, redressez-le, en portant les deux mains pliées à votre poitrine. Vous devriez essayer de garder votre équilibre sur votre jambe gauche sans remuer. Au début, il vous sera peut-être difficile de garder votre équilibre. S'il y a quelque chose à proximité, comme un mur ou une table, maintenez-vous avec. Après un certain temps, vous devriez être capable de vous tenir sur une jambe en parfait équilibre et sans remuer. Lorsque vous êtes en mesure d'exécuter la posture, gardez-la aussi longtemps que possible, et après inversez la position. Vous pouvez également faire une variante avec les bras, en les détendant le long du corps, les pouces des mains se penchent et touchent l'index. Répétez cette posture trois fois sur chaque jambe.

RHYTHME RESPIRATOIRE: Il doit être complet et lent.

CONCENTRATION MENTALE: D'abord portée sur l'équilibre psychique et physique, puis sur le centre du Cœur (chakra Anahat).

SECONDE POSTURE DE L'ARBRE (Variante Vriksasana)

Cette variante, plus avancée que la première, consiste à changer la position des pieds qui doivent se reposer sur la cuisse. Pour cela, les articulations des genoux doivent être assez souples.

EXECUTION: En commençant comme décrit précédemment, placez la jambe droite (la cheville reposant sur la cuisse gauche) en dessous de la hanche. Le talon doit être tourné vers le haut. Placez vos mains pliées près de la poitrine et maintenez la position aussi longtemps que possible.

RHYTHME RESPIRATOIRE: Le même que pour la première.

CONCENTRATION: La même aussi.

RESULTATS THERAPEUTIQUES DE CES DEUX POSTURES: Elles sont classées parmi les postures pour l'équilibre physique et mental. Elles produisent un puissant effet bénéfique sur l'équilibre nerveux, et aident à développer la concentration. La seconde apporte également de la souplesse aux articulations des genoux et des chevilles, et préparera les jambes pour *Padmasana* (la posture du lotus).

Vous devriez continuer à améliorer *Sukhasana* (la posture confortable). Au cours des deux dernières semaines, si vous êtes en mesure d'effectuer correctement *Sukhasana*, vous pouvez être satisfait. Sinon, continuez avec les exercices d'échauffement qui apporteront plus de souplesse aux articulations et continuez à essayer régulièrement. Certains étudiants mettront plusieurs mois avant de pouvoir accomplir la posture de Sukhasana, aussi vous ne devriez pas être découragé.

PREMIERE POSTURE: VRISHASANA (Posture du Taureau)
EXECUTION: Asseyez-vous et pliez la jambe droite sous la cuisse gauche. La cuisse droite doit rester dans l'axe du sol, la jambe droite doit faire un angle de 45 degrés avec la cuisse gauche. Le genou gauche est sur le droit, le plus près possible. Les pieds sont symétriques de chaque côté du corps. Placez les deux mains sur les pieds ; les doigts sont sur chaque orteil lui correspondant, les bras sont droits et détendus. Puisque les paumes des mains sont sur la plante des pieds, le circuit de l'énergie est fermé. Faites quelques exercices de respiration complète et concentrez-vous sur l'espace entre les deux sourcils (Chakra Ajna). Après un certain temps, libérez lentement la posture et inversez la position.
CONCENTRATION: Entre les deux sourcils.
RESPIRATION: Complète et normale.
Avant de prendre une autre posture en inversant la position des jambes, vous pouvez faire la prochaine variante comme décrit ci-dessous.

SECONDE POSTURE (variante):
Cette posture peut être pratiquée immédiatement après la première avant de commencer avec une autre.
EXECUTION: Du point de départ assis sur le tapis, la jambe droite reste pliée sous la cuisse gauche, tout comme dans la première posture. Tout en respirant profondément, soulevez les deux bras verticalement, maintenez la respiration quelques secondes, puis pliez lentement votre tronc vers vos orteils en expirant, et essayez de les attraper ; le front doit toucher le genou gauche. Maintenez la position avec les poumons vides aussi longtemps que vous le pouvez, et puis élevez lentement le tronc en inhalant; soulevez à nouveau verticalement les deux bras, expirez et abaissez-les. Inversez la posture et répétez la encore trois ou quatre fois de chaque côté.
CONCENTRATION: Sur le plexus solaire, tout en maintenant la posture.
RHYTHME RESPIRATOIRE: Il doit être profond et normal.
RESULTATS THERAPEUTIQUES: La première posture est excellente pour l'équilibre nerveux et aide à développer la concentration.

Un bon tonique pour les glandes sexuelles mâles, elle régularise la circulation de l'énergie pranique dans le corps.

SECONDE POSTURE: Elle étendra et apportera de la souplesse aux muscles du dos et des jambes. Un bon tonique pour les muscles abdominaux apportera souplesse à la colonne lombaire et peut accélérer la guérison des maladies sciatiques.

VAJRASANA (Posture du Diamant)

Cette posture est semblable à celle de l'adepte ; la seule différence est la suivante: l'étudiant, au lieu de s'asseoir sur les chevilles, est assis entre elles, les fesses sur le sol. C'est un peu plus difficile que la posture de l'adepte, et ne peut pas être accompli jusqu'à ce que cette dernière soit maîtrisée.

MÊME CONCENTRATION ET MÊME RESPIRATION

TRISTAMBHASANA (la posture du pilier sacré)

Cette posture n'est pas très confortable pour ceux qui ont les jambes raides. Elle ressemble aussi à *Vajrasana*.

EXERCICE 1: Assis sur les talons, les genoux sont pliés, mais les orteils au lieu d'être à plat sur le sol, sont pliés. Le buste est incliné vers l'arrière, les bras droit avec les mains touchant le sol. La respiration est lente, et la concentration est portée sur la glande thyroïde.

EXERCICE 2: Asseyez-vous sur les talons comme dans la posture précédente, mais cette fois gardez la colonne vertébrale droite et les mains pliées sur la poitrine.

CONCENTRATION: Sur le cœur (chakra Anahat)

Ces deux postures peuvent causer au début quelques inconforts dans les orteils, mais bientôt, en pratiquant, ils disparaîtront.

RESULTATS: La première a un effet énorme sur la glande thyroïde en améliorant son fonctionnement, et aussi sur les articulations du genou, les jambes et les orteils. La seconde est également bénéfique pour les articulations des genoux, jambes, orteils, et elle favorise également la concentration.

PASCIMOTTANASANA (Posture de l'étirement de l'ouest)

Cette posture influe beaucoup sur les dorsaux et sur les jambes, tout comme celle décrite dans la leçon précédente. Dans celle-ci, seulement la position des mains est changée. Au lieu d'attraper les chevilles, attrapez chaque gros orteil des pieds avec l'index de chaque main, et essayez de faire toucher le front avec les genoux sans les plier. Cette posture est un peu plus difficile que celle décrite avant et ne doit être effectuée que lorsque la précédente est maîtrisée.

RESULTATS: Même respiration, même concentration, et même valeurs thérapeutiques.

Note: Pour plus de compréhension, vous devriez vous référer à la posture d'étirement décrite dans la deuxième partie de la deuxième leçon.

BHUNAMANAVAJRASANA (Posture d'Adoration)

Cet exercice est entre un Asana (posture) et un Mudra (gestes symboliques.)

EXECUTION: Elle est exécutée à partir de *Vajrasana*, ou la posture du diamant. Agenouillez-vous et asseyez-vous sur les talons avec le buste dressé, et essayez d'attraper votre poignet d'une main avec l'autre main placée derrière le dos. Prenez une profonde respiration, puis pliez lentement votre buste vers l'avant tout en expirant, et continuez à descendre jusqu'à ce que votre front touche le sol.

EXPLICATIONS DETAILLEES: Maintenez la posture avec les poumons vides, puis montez lentement tout en inhalant. Expirez lorsque le buste est vertical. Vous pouvez également rester dans la posture tout en respirant lentement, mais en la conservant durant trois minutes.

CONCENTRATION: Sur le chakra Anahat.

VARIANTE: Vous pouvez également espacer les jambes et les genoux. Pour cela, pliez-vous vers l'avant, mais les fesses ne devraient pas quitter les talons. Cette posture nécessite un peu plus de souplesse des chevilles que la précédente.

RESULTATS: Elle apporte de la souplesse à la région lombaire, soulagera les maladies sciatiques, agit sur les organes de la cavité abdominale et assure un puissant effet mental positif.

BHUJANGASANA (posture du Cobra)

C'est une posture de base qui doit être pratiquée tous les jours. Dans *Halasana* (la posture de la charrue), décrite dans la quatrième leçon, les muscles du dos sont étirés au maximum, tandis que les muscles avant sont contractés. Dans *Bhujangasana* (posture du cobra), c'est l'opposé qui est accompli; les muscles avant sont étirés au maximum. Les deux postures sont complémentaires.

EXECUTION: Allongé sur votre ventre, gardez les deux pieds joints avec les mains à plat sur le sol près des épaules. Tout d'abord, videz les poumons en expirant, puis en inspirant soulevez votre tête et pliez le buste en arrière avec l'aide de vos muscles dorsaux.

De la tête à la région lombaire, la colonne vertébrale est courbée. Étirez plus loin le mouvement avec l'aide de vos mains, jusqu'à ce que la région du nombril s'éloigne du sol. Maintenez la posture pendant environ six à douze secondes, tout en maintenant la respiration, puis lentement revenir à la position de départ en expirant. Répétez la posture trois à six fois.

Au début, si le rythme respiratoire ne vous convient pas, retenez votre respiration pendant quelques secondes ou respirez normalement. De cette façon, vous serez en mesure de garder la posture sur une plus longue durée.

EFFETS THERAPEUTIQUES: Elle apporte de la souplesse aux muscles avant, étire ceux de l'arrière, et peut corriger les défauts du dos et de la colonne vertébrale. Elle contribue également à un meilleur fonctionnement de la glande thyroïde.

CONCENTRATION MENTALE: Sur la glande thyroïde. La concentration pourrait également être portée sur les nerfs de la colonne vertébrale.

RYTHME RESPIRATOIRE: Il est déjà décrit dans l'exercice. Cependant, vous pouvez simplement observer la respiration si vous conservez le souffle. Si vous ne le faites pas, gardez une respiration lente et normale.

LECON 3   PARTIE 2
LA SCIENCE DE PRANAYAMA

PRANAYAMA RHYTHMIQUE AVEC RETENTION

N'oubliez pas les conseils de prudence au sujet de pranayama que nous vous avons déjà donné dans la deuxième partie de la deuxième leçon. Merci de les relire.

EXECUTION: Asseyez-vous dans toute posture confortable, après avoir expiré pour vider les poumons, prenez une inhalation complète sans forcer, mais au lieu d'expirer tout de suite, retenez la respiration et portez votre concentration sur le chakra du cœur ou Anahat. Après la rétention, laissez l'air sortir lentement à travers les deux narines.

LA LONGUEUR DU TEMPS DANS CET EXERCICE: Vous devriez commencer pendant la première semaine avec un rythme de 3-6-6. Ces chiffres sont pour le chronométrage des secondes. Le premier est pour l'inhalation, qui devrait être fait pendant 3 secondes. Le suivant est pour la rétention (6 secondes), et le troisième est pour l'expiration. Cet exercice doit être répété 3 à 4 fois.

Au fur et à mesure que vous progressez et que votre système respiratoire s'y habitue, vous devriez augmenter le rythme à 4-8-8, puis 5-10-10, et enfin jusqu'à 6-12-12, après trois semaines de pratique.

Après environ un mois de pratique régulière, si vous vous sentez à l'aise en faisant ce pranayama, vous pouvez modifier le rythme dans lequel la durée de la rétention est quatre fois plus longue que celle de l'inhalation.

À partir de 3-12-6 secondes, et après un certain temps, vous déciderez d'aller plus loin avec 4-16-8, puis 6-24-12 pour atteindre 8-32-16, ce qui devrait être le maximum pour la plupart des étudiants ordinaires. Ceux qui souffrent d'un léger état cardiaque et de problèmes de pression artérielle ne doivent pas dépasser 3-12-6 secondes.

Ceux qui souffrent d'autres problèmes respiratoires mineurs devraient pratiquer ce pranayama selon leurs jugements et selon leurs propres possibilités. Quoi qu'il en soit, si vous ressentez une gêne ou une douleur dans la région de la poitrine, au lieu d'augmenter la durée, au contraire, vous devriez diminuer ou arrêter la pratique. Tout exercice respiratoire doit commencer après avoir vidé complètement les poumons.

CONCENTRATION: Elle doit être axée sur la durée du rythme, tandis que le prana est dirigé dans différentes parties du corps en fonction de ses besoins (cœur, reins).

RETENTION AVEC LES POUMONS VIDES

Asseyez-vous dans toute posture confortable ou Sukhasana après avoir complètement vidé les poumons. Immédiatement prendre une inspiration profonde et suivre avec une expiration totale. Avant d'inspirer à nouveau, avec les poumons vides retenir la respiration pendant environ 6 à 12 secondes. Mais en fait, après une inspiration complète, les yogis croient qu'un reste d'environ 1,5 litre d'air est encore dans les poumons, ce qui est suffisant pour maintenir l'oxygénation du sang. Si vous ressentez un inconfort dans la région de la poitrine, réduire immédiatement la durée de la rétention.

CONCENTRATION: Sur toute la santé du corps.

Après un certain temps de pratiques pranayama avec la rétention de respiration, les résultats se font vite ressentir. Tout comme dans le précédent exercice de respiration que nous avons décrit, la circulation sanguine s'améliore et les cellules obtiennent plus d'oxygénation par le sang. Le cœur est relaxé, le teint de la peau devient plus lumineux, les yeux sont plus clairs, et le ton de la voix devient plus chaud et plus sonore. Le système nerveux est plus détendu, et le métabolisme entier s'améliore.

RESULTATS PSYCHIQUES: La mémoire s'améliore, l'esprit devient plus net et l'intuition se développe. La concentration mentale devient plus facile, et les facultés spirituelles s'éveillent. Cependant, gardez en mémoire que tous ces résultats ne vous arriveront pas en quelques jours ou mois. Vous devez continuer à pratiquer honnêtement et régulièrement pendant une longue période.

LECON 3   PARTIE 3

YOGA SUPERIEUR
Le Chemin de la Découverte

Le yoga supérieur est pour ceux qui ont décidé de régulariser leur vie avec l'aide de la discipline du yoga. Par cette discipline les corps physique et émotionnel seront lentement purifiés en obtenant leur maîtrise. Ils ne constitueront plus des obstacles à la découverte du moi supérieur.

Cependant, après avoir maîtrisé l'aspect émotionnel psychologique du corps physique, un autre obstacle restera, celui de la *barrière mentale*, la plus puissante entourant l'Esprit. Le règne de la lumière, de la vérité et de la béatitude dépasse l'agitation mentale inférieure. La maîtrise de l'esprit sera la tâche la plus difficile à accomplir. Il pourrait vous prendre plusieurs mois ou beaucoup de naissances pour le maîtriser. Cependant, cela dépend de son propre degré d'évolution spirituelle du karma. Vous ne pouvez pas attendre un contact spirituel réel avant que vous soyez en mesure de contrôler les différentes vagues de pensée entrant dans l'esprit. Habituellement dans le yoga supérieur, le yogi doit renoncer à son propre moi intérieur afin d'atteindre cet objectif

Nous insistons sur la difficulté que vous éprouverez à contrôler et éventuellement maîtriser l'esprit. Vous ne devriez pas vous décourager. Tout comme dans le hatha yoga, vous devez vous armer avec les trois grandes vertus: la patience, la persévérance et la volonté.

CONCENTRATION: Le premier pas vers la méditation

Dans la première partie de la deuxième leçon, vous avez étudié la concentration. Elle est très importante dans la pratique du hatha yoga. Nous avons déjà expliqué qu'elle conduit également à l'étape du yoga supérieur. C'est cette étape que nous allons maintenant approcher.

Prenons la concentration mentale telle qu'elle a été décrite dans la deuxième leçon, que vous devriez examiner. Nous avons dit que vous devez d'abord arrêter le flux constant de vos pensées, puis avec l'aide de la volonté, concentrer l'attention sur un point et essayer de la maintenir.

PREMIEREMENT – CONCENTRATION SUR UN OBJET

C'est l'une des formes les plus simples de concentration. Par exemple, prenez une fleur et essayez de l'examiner minutieusement. Toutes vos pensées devraient être dirigées uniquement vers elle. Regardez sa forme, ses couleurs, appréciez son poids, son odeur; remarquez tous les détails de sa constitution, tels que la tige, les sépales, les pétales, les étamines et le pistil. Sentez la délicatesse des pétales et comptez-les. Pendant toutes ces observations, vos pensées et votre concentration ne seront portés que sur la fleur. Aucune autre pensée ne devrait occuper l'esprit. Vous pouvez améliorer la concentration en concentrant l'esprit sur un élément de la fleur, que vous allez étudier (le pistil, par exemple). Vous réduisez alors le champ de votre conscience en un point précis. Ensuite, vous pouvez choisir un autre objet et vous concentrer sur lui selon les mêmes techniques. Vous pouvez également multiplier le nombre d'objets autant que vous le souhaitez.

Vous pouvez également choisir une figure géométrique ou un symbole comme point focal de la concentration. Par exemple, utilisez un triangle, un carré, un cercle, une spirale, une forme de lotus, un pentagramme ou la croix.

DEUXIEMEMENT – VISUALISATION

Dans une autre étape, une fois que vous vous êtes entraîné à vous concentrer sur un objet, vous fermerez les yeux et essayerez de recréer mentalement votre objet dans tous ses détails sans l'avoir près de vous. En faisant cela, vous entrerez dans un champ très important de l'esprit - la création de la forme, qui est inclus dans les plus hautes étapes des initiations supérieures.

Vous vous entraînerez à observer différents objets et à reproduire leurs images dans votre esprit avec les yeux fermés. Vous pouvez également essayer de recréer à travers la mémoire une peinture ou un paysage que vous avez vu dans le passé.

TROISIEMEMENT – CONCENTRATION MENTALE SUR UNE IDEE

Nous vous entraînons dans une nouvelle étape de concentration. Dans celle-ci, au lieu de se concentrer sur un objet, la concentration s'effectue sur une idée. Vous remarquerez qu'il est plus difficile de se concentrer sur une idée abstraite que de se concentrer sur un objet concret, appréhendable par les sens. L'idée appartient au champ mental - elle n'a pas de base sensorielle - et c'est là sa principale difficulté.

Cependant, vous devez persévérer et vous entraîner régulièrement. Choisissez comme sujet de votre concentration ces vertus: Bonté, Amour Universel, Vérité, Pureté, Détermination Spirituelle. Une telle concentration a l'avantage d'élever vos sentiments et de diriger votre être tout entier vers les vertus que vous avez choisies ainsi que d'accomplir d'autres progrès notables. Vous pouvez également concentrer vos pensées sur la lumière spirituelle que vous espérez découvrir. De cette façon, vous préparerez l'esprit pour les étapes plus difficiles de la méditation.

QUATRIEMEMENT – VIDE DE L'ESPRIT

Une étape de plus dans le domaine de l'esprit est de le vider de toutes ses pensées. Cela est également un peu difficile à réaliser, mais pas impossible, et c'est obligatoire pour développer la contemplation. Pour réussir, vous devez chasser les pensées avant qu'elles n'envahissent profondément l'esprit. En fait, on ne peut vider l'esprit que pendant quelques secondes; seuls les yogis très avancés dans le Samadhi sont capables de vider le mental pendant longtemps. Tout comme la nature, qui ne peut rester vide, l'esprit ordinaire, dès que les pensées sont éliminées, donne automatiquement naissance à de nouvelles.

Le but dans la réalisation des pensées supérieures est d'ordonner les pensées de telle sorte que les pensées négatives inférieures (*Rajasic* ou *Tamasic*) sont constamment éliminées et remplacés par des pensées positives, élévatrices (*Satwic*) afin de permettre la descente d'une manifestation mentale supérieure dans la conscience.

En pratique, les premiers exercices sont généralement décevants, mais il ne faut pas se décourager. Beaucoup ont déclaré qu'il est impossible de vider l'esprit, parce qu'ils n'avaient pas assez de patience pour poursuivre leurs efforts. Au début, des pensées ridicules viendront remplacer celles que vous avez chassées. Si vous persévérez dans vos efforts, les pensées qui viendront remplir l'esprit vide seront de plus en plus d'un grade supérieur. Vous devrez ressentir la descente de la lumière spirituelle et des énergies subtiles. Lorsque cette étape est atteinte, sachez alors que vous êtes plus près de la contemplation. Souvenez-vous de ce grand mot du Maître: «Vide-toi entièrement, et je te remplirai.”

Exercez-vous dans un endroit calme loin de toutes sortes de troubles. Asseyez-vous confortablement avec un estomac léger, de préférence pendant les mêmes heures, et détendez-vous. Cette étape qui prépare à la concentration mentale peut prendre du temps à maîtriser, mais vous ne devriez pas vous décourager. Dans la leçon suivante, nous essaierons de vous initier à la méditation.

La méditation est la base des activités spirituelles et devrait faire partie de votre style de vie. Elle pourrait vous devenir vraiment utile, quand vous serez en mesure de maîtriser la concentration. Vous devriez alors exercer l'esprit à ces deux activités jusqu'à ce que la concentration soit accomplie et stabiliser définitivement l'esprit dans la pratique de la méditation.

CHAPITRE VI

LECON 4   PARTIE 1
LE CODE MORAL DU YOGA (YAMA – NIYAMA)

Le yoga, comme il a été pratiqué en Inde depuis des millénaires, a un code moral, une discipline de vie qui prouve qu'il a une fin spirituelle. Les règles morales et une bonne discipline de vie sont nécessaires pour le succès complet dans le yoga. Nous avons déjà expliqué ces concepts dans la troisième partie de notre deuxième leçon. Veuillez revoir la leçon ci-dessus. Ceux qui souhaitent pratiquer le yoga supérieur doivent absolument suivre le code moral du yoga. Ceux qui pratiquent le yoga seulement pour la santé et la condition physique n'ont pas à suivre nécessairement toutes les règles morales du yoga. Cependant, nous devons vous indiquer de quoi il s'agit, afin que ceux qui souhaitent les suivre puissent le faire et soient pleinement conscients de leurs avantages.

Nous devons vous rappeler que le hatha yoga exotérique peut être pratiqué avec de bons résultats sans observer le code moral, mais leurs observances ne peuvent que renforcer le succès du résultat. Enfin, il appartient à chaque praticien de décider de la meilleure option. Soit dit en passant, certaines asanas et pranayamas ne peuvent pas être pratiquées en toute sécurité sans observer les règles morales et un régime alimentaire approprié.

La première des règles est: NON-VIOLENCE - Un sadhaka de yoga ne doit pas gêner n'importe qui en pensée, en parole, et en action. **LA VÉRITÉ DANS LA PAROLE** - Le sadhaka devrait éviter de mentir à tout prix et la vérité doit être sa loi. Il devrait vivre une vie simple, satisfaite de soi-même, sans désir pour les propriétés des autres. Il doit maintenir la pureté intérieure et extérieure et la propreté du corps.

Il faut essayer d'atteindre une étape d'impartialité mentale, et apprendre à comprendre la bonne vision des événements de la vie. La plupart des choses dans le monde qui attirent notre attention ont peu de valeur dans le jeu éternel. Le yogi doit apprendre à voir les événements de la vie juste comme ils vont et viennent en réalité, mais pas comme ils sont interprétés par l'esprit humain ordinaire. Le yogi ne devrait pas être affecté par eux, comme la plupart des gens le sont.

On devrait atteindre le stade de non-réaction aux peines de la vie. Il faut lutter pour toujours garder un esprit équilibré en toutes circonstances. Le discours du yogi, ses actions et tout ce qui se passe doivent être sous contrôle.

Le sadhaka doit toujours se concentrer sur l'auto-étude et l'étude des écritures afin de mieux se connaître.

Le sadhaka doit se donner à la puissance divine de Dieu, selon ses propres idées.

Maintenant rappelez-vous, ces règles morales sont écrites dans les écritures du yoga, et elles sont seulement pour les chercheurs de yoga sérieux qui envisagent d'atteindre des objectifs les plus élevés dans le savoir holistique du yoga. Ceux d'entre vous qui n'attendent que la souplesse physique et une certaine capacité de concentration ne devraient pas nécessairement faire attention aux règles, surtout si vous pensez que ces règles ne pourraient pas entrer dans votre style de vie.

ىم

LECON 4   PARTIE 2
LES ASANAS (Postures)

Cette leçon est particulièrement importante; veuillez l'étudier attentivement. Vous allez étudier pendant les quinze jours suivants trois principales asanas: *Swastika Asana* (Posture de Swastika), *Halasanasana* (Posture de Charrue) et *Dhanushasana* (Posture de Bow).

Ces asanas sont parmi ceux que vous devriez continuer à pratiquer régulièrement tous les jours. Nous étudierons également la respiration alternée, qui est l'un des pranayama les plus efficaces. Cependant, vous devriez continuer à perfectionner les exercices des leçons précédentes, qui devraient avoir leurs places dans votre séance de yoga quotidienne. Les postures triangulaires qui sont dans cette leçon sont également très importantes. Voici douze conseils, dont certains ont déjà été donnés. Lisez-les soigneusement et gardez-les toujours à l'esprit chaque fois que vous pratiquez le yoga.

DOUZE CONSEILS AU SADHAKA

1. Le yoga doit être pratiqué sur terrain dur. Vous devriez utiliser une couverture pliée, un tapis de yoga, ou simplement un bon tapis. Ne pratiquez jamais sur un lit / lit d'eau.

2. Le yoga est une autodiscipline psycho-physique. Il exige une atmosphère silencieuse, calme, détente du corps et de l'esprit.

3. La précipitation est l'ennemi du yoga. La lenteur est la clé. Le yoga est le contraire de la gymnastique occidentale ou des programmes d'entraînement DVD et TV ordinaires.

4. Patience, persévérance et volonté sont nécessaires. Sans eux, vous ne parviendrez pas à devenir un yogi. Il faut au moins trois à six mois pour commencer à sentir les effets bénéfiques du yoga.

5. Une séance de yoga doit être pratiquée au moins deux heures après un repas. Les intestins et la vessie ne doivent pas être surchargés. Les postures assises peuvent être pratiquées à tout moment.

6. Vous ne devriez pas vous sentir fatigué après une séance de yoga ; au contraire, le corps doit se sentir détendu et débordant d'énergie. Si ce n'est pas le cas, cela signifie que vous ne pratiquez pas correctement.

7. Principalement après avoir pratiqué une série d'asanas et d'étirements, vous devriez toujours vous détendre en *Shavasana*.

8. Pendant l'exécution des asanas, la respiration correcte et la concentration doivent être soigneusement observées.

9. Au début, les postures difficiles doivent être pratiquées quotidiennement, mais on ne doit jamais forcer sur les membres. Après un certain temps, des progrès notables viendront automatiquement.

10. Certaines postures difficiles doivent être pratiquées avec beaucoup de soin afin de ne pas vous faire du mal. Si vous gardez cela à l'esprit avec la règle de la lenteur, vous éviterez de nombreux ennuis.

11. Vous devriez également être prudent avec la pratique du pranayama, la plupart du temps avec kumbaka, ou la rétention de la respiration. Vous devez progressivement compter la durée des exercices.

12. Après chaque séance de pranayama, vous devez rester en position assise pendant au moins cinq minutes afin d'absorber le prana complètement dans le corps.

POSTURE DU CORDONNIER (Konasana)
PREMIERE POSTURE:

EXECUTION: Debout, écartez les jambes d'environ soixante-quinze centimètres. Soulevez les bras en position latérale jusqu'à ce qu'ils atteignent l'horizontalité, et avec les paumes des mains tournées vers le haut. Prenez une profonde respiration, puis pliez lentement le tronc vers le bas, la main droite touche le pied gauche si possible. Tournez votre cou vers la gauche et regardez votre main gauche levée. Maintenez la posture tout en retenant votre souffle avec les poumons vides aussi longtemps que vous le pouvez. Vous remontez lentement en position horizontale, tout en inspirant, puis ramenez les bras vers le bas près du corps en expirant. Attendez quelques secondes avant de recommencer le même exercice sur le côté opposé.

CONCENTRATION: Sur la colonne vertébrale de la région lombaire.

RHYTHME RESPIRATOIRE: Apporte de la souplesse aux muscles latéraux du tronc, du dos et des hanches. Améliore l'intestin péristaltique et évite la constipation. Il masse également le foie et renforce la colonne lombaire.

SECONDE POSTURE (Variante)

Dans cette variante, prendre la même position avec la même respiration, mais la main droite touchera le pied droit au lieu de l'opposé, et la main gauche se lèvera. Ensuite, inversez la position. Répétez trois à six fois de chaque côté. Cet exercice apporte une excellente séance d'entraînement aux hanches, et peut donc considérablement aider à faire fondre la graisse.

SWASTIKASANA (Posture de la Swastika)

Cette posture de grande stabilité ne peut pas être facilement réalisée sans que le *Sukhasana* soit maîtrisé. Jusqu'à présent, si vous n'êtes pas capable de l'exécuter correctement, vous devriez continuer avec la posture de souplesse précédente avant de faire la *Swastika*. Dans ce cas, vous devriez adopter *Vajrasana* (la posture du diamant), ou du tailleur, ce qui vous aidera à mieux garder la colonne vertébrale bien érigée afin de pratiquer le pranayama et la méditation.

EXECUTION: Asseyez-vous comme dans *Sukhasana*, pliez la jambe droite, la plante et le talon du pied droit contre la cuisse gauche. Gardez le talon près du périnée. Pliez la jambe gauche, puis attrapez le pied gauche avec la main droite, et placez-le sur le mollet de la jambe droite. Les orteils du pied droit doivent sortir entre la cuisse et la jambe gauche pour mieux stabiliser la posture. Maintenez la colonne vertébrale en position verticale et les mains se détendent sur les genoux. Après un certain temps inversez la position des jambes.

CONCENTRATION: Sur les muscles des jambes et sur la région du cœur.

RESULTATS: Après une pratique constante, cette posture deviendra une position assise décontractée. Elle est utilisée pour la pratique de la méditation et pranayama. C'est aussi un excellent tonique pour l'équilibre mental.

HALASANA (Posture de la Charrue)

C'est aussi une posture de base qui doit être pratiquée attentivement et régulièrement.

CONSEILS PRELIMINAIRES: *Halasana* doit être pratiquée avec beaucoup de soin. Après un certain âge, la colonne vertébrale a perdu toute sa souplesse; par conséquent, vous devez procéder prudemment avec des mouvements lents et vous arrêter immédiatement lorsque vous commencez à ressentir une douleur inconfortable. Au début, vous pouvez ressentir de l'appréhension; vous devez alors vous aider avec vos oreillers ou une petite chaise en y plaçant les pieds, et qui devraient être enlevés dès que les pieds touchent le sol. Vous devriez éviter les à-coups, et cesser dès que la tension devient trop forte sur le cou et les muscles des épaules. Il peut arriver lors des premières exécutions que les pieds ne puissent pas toucher le sol, mais vous ne devriez pas abandonner et penser qu'il est impossible de le faire. Vous devriez être confiant qu'un jour la colonne vertébrale obtiendra suffisamment de souplesse pour vous permettre de réaliser la posture.

EXECUTION: Allongez-vous sur le dos, les bras le long du corps, et gardez les mains à plat sur le sol. Soulevez les deux jambes lentement dans la position verticale, puis pliez-les vers votre tête. Gardez les deux pieds proches l'un de l'autre. Le bassin et le tronc doivent suivre le mouvement. Vous devriez essayer de toucher le sol avec les orteils. Les bras et les mains restent à plat sur le sol. Au début, vous pouvez resentir une certaine tension autour du cou, alors vous ne devriez pas rester trop longtemps dans cette position. Attention à votre tête, qui doit rester exactement dans l'axe du corps. En faisant cela, vous éviterez une entorse dans le cou. Tout en effectuant l'exercice, vous pouvez ressentir une respiration amoindrie et un peu d'inconfort dans la région de la gorge. Vous devriez alors respirer lentement et régulièrement par l'abdomen.

Lorsque vous êtes en mesure de toucher le sol avec les orteils, vous devez redresser les jambes autant que vous le pouvez afin d'augmenter la flexion de la colonne vertébrale. Ne pliez pas les genoux. Gardez la posture aussi longtemps que vous le pouvez sans ressentir aucune gêne. Ensuite, revenez dans la position initiale par les mouvements inverses et lents. Vous ne devriez jamais vous relever tout de suite après avoir fait la posture. Au contraire, vous devez vous reposer en *Shavasana*.

Si vous voulez faire le *Halasana* à partir de la posture oblique, ou *Ardha-Halasana*, vous avez juste à garder les bras et les mains à plat sur le sol. Soutenez-vous grâce à eux afin d'amener les jambes lentement vers votre tête, jusqu'à ce que les orteils touchent le sol. Vous devez être prudent lors de l'exécution de cette asana, comme nous vous l'avons déjà conseillé.

RESPIRATION: Normale et par l'abdomen.

CONCENTRATION: Sur la colonne vertébrale.

RESULTATS THERAPEUTIQUES: Cette posture est l'une des meilleures postures du yoga. Elle peut corriger les écarts de la colonne vertébrale. Il semble qu'elle agit sur l'ensemble du système endocrinien: la glande pituitaire, la thyroïde, le pancréas, le thymus, les glandes génitales et les glandes surrénales. Elle vivifie tout le système glandulaire.

VISTRITA-PADA SARVANGASANA (Pieds et Membres Ecartés)

Après avoir maîtrisé *Halasana*, vous pouvez, à partir de la position *Sarvangasana*, augmenter la flexion de la colonne vertébrale en écartant les jambes autant que vous le pouvez sans perdre votre équilibre. Cette posture est plus difficile que la précédente, et ne devrait pas être tentée tant que *Halasana* ne peut pas être effectuée avec facilité.

MÊME RESPIRATION, MÊME CONCENTRATION, MÊMES EFFETS THÉRAPEUTIQUES.

GOMUKHASANA (Posture de la Tête de Vache)

EXECUTION: Asseyez-vous entre les jambes écartées et les genoux sur le sol. Pliez un bras dans le dos. Passer l'autre bras au-dessus de l'épaule et essayer d'attraper vos mains.

CONCENTRATION: Sur la posture.

RESPIRATION: Normale et régulière.

RESULTATS: Cet exercice apporte de la souplesse aux articulations des épaules, renforce les muscles des trapèzes et développe la cage thoracique. Pour ceux qui ont des bras courts, elle pourrait être assez inconfortable à effectuer, mais avec la pratique régulière, vous pourriez être en mesure de surmonter cet inconvénient.

SETUVASANA (Posture du Pont)

EXECUTION: Allongez-vous avec les mains le long du corps. Pliez légèrement les genoux avec les pieds proches l'un de l'autre et à plat sur le sol. Tout d'abord, prenez appui sur vos pieds, les épaules, puis la tête. Apportez le corps vers le haut tout en pliant la colonne vertébrale autant que vous le pouvez. Placez les mains sous les hanches et les coudes sur le sol pour aider à maintenir la posture. Respirez normalement et gardez la position aussi longtemps que vous le pouvez, puis reposez-vous en *Shavasana*.

CONCENTRATION: Sur la colonne vertébrale.

RESULTATS THERAPEUTIQUES: Elle apporte de la souplesse à la colonne vertébrale en extension, et renforce les muscles du tronc et du cou. Excellent pour les femmes souffrant de problèmes pelviens.

RESPIRATION: Tout en maintenant la posture, elle doit être lente et régulière.

PREPARATION POUR MATSYENDRASANA

Afin d'effectuer facilement *Matsyendrasana*, il est préférable de procéder étape par étape.

Étudions la première étape de cette posture. Pour les étudiants qui ont encore un corps robuste, ils peuvent d'abord adopter la posture que nous sommes sur le point de décrire si plus tard, ils sont incapables de maîtriser *Matsyendrasana*.

EXECUTION: Prenez une position assise; pliez la jambe gauche, gardez la cuisse gauche dans l'axe du sol, et le talon gauche est contre la fesse droite. Apportez la jambe droite sur la cuisse gauche; gardez le pied droit à plat sur le sol contre le genou gauche. La jambe droite est verticale et la cuisse droite appuie sur l'abdomen. Gardez les bras détendus de chaque côté du corps avec les mains sur le sol et les doigts droits, les bras faisant un angle de 45 degrés avec le corps. Essayez de rester immobile dans cette posture, respirez lentement et complètement. Après un certain temps, inversez lentement la position des jambes.

CONCENTRATION MENTALE: Sur le centre du cœur.

RESULTATS THERAPEUTIQUES: Cette posture s'est avérée être bonne pour l'équilibre physique et mental. Elle apporte également de la souplesse aux hanches et peut corriger les défauts de la colonne vertébrale.

POSTURE DE LA GRANDE PRIERE (Variante de Bhunamanava-jrasana)

EXECUTION: Asseyez-vous dans la posture de l'adepte (sur les talons, les genoux sur le sol), soulevez vos bras verticalement tout en inspirant. Pliez le corps lentement vers l'avant avec les bras comme dans la même position et expirez jusqu'à ce que les mains touchent le sol. Maintenez la position quelques secondes avec les poumons vides. Tout en maintenant la posture, continuez à étirer les mains sur le sol afin de faire travailler les articulations de l'épaule. Après un certain temps, remontez en inspirant, avec les bras droits. Expirez et ramenez les bras le long du corps. Répétez la posture trois fois.

CONCENTRATION: Sur le mouvement de l'exercice.

RESPIRATION: Observez soigneusement le rythme respiratoire qui a été indiqué dans la posture.

RESULTATS THERAPEUTIQUES: Il donne la souplesse à la région lombaire. C'est aussi une posture idéale pour corriger la sciatique. En plus, elle apporte de la souplesse au dos et aux muscles des épaules. Elle peut également produire un effet psychique positif.

DHANUSHASANA (Posture de l'Arc)

C'est la troisième posture de base de la quatrième leçon.

EXECUTION: Allongé sur le ventre, pliez les deux genoux, et essayez d'attraper les chevilles. En inspirant, pliez votre torse, gardez les bras droits, soulevez la tête et le tronc, puis retenez votre respiration. Les genoux ont quitté le sol. Maintenez la posture pendant quelques secondes, puis revenez dans la position initiale tout en expirant et en tenant toujours les jambes. Après quelques secondes de repos, recommencez la posture. Après chaque période de repos, vous pouvez la répéter trois à quatre fois.

CONCENTRATION: Sur la région lombaire.

RESPIRATION: Comme indiquée dans l'exercice.

RESULTATS THERAPEUTIQUES: Supposément, elle devrait produire un puissant effet bénéfique sur les glandes endocrines. Elle est également bénéfique pour le foie et la rate. Elle a un effet puissant sur les centres nerveux de la colonne vertébrale. L'effet d'étirement de cet exercice peut également réduire la cellulite de l'abdomen, des hanches et des jambes.

LA SCIENCE DE LA RESPIRATION (Pranayama)
LE PRANAYAMA ALTERNE, OU ANULUM VILUM

Nous allons étudier ce type de pranayama, qui est présenté pour produire un certain effet positif sur le système nerveux.

La pratique du pranayama alterné nettoie les conduits des deux narines, stabilise le courant d'énergie dans le corps et réduit l'agitation.

EXECUTION: Asseyez-vous dans une posture confortable. Videz d'abord les poumons en expirant par les deux narines. Fermez la narine droite avec le pouce de la main droite. Inspirez profondément et lentement par la narine gauche. Fermez la narine gauche avec l'index et le doigt principal de la main droite, puis expirez complètement à travers la narine droite. Sans déplacer les deux doigts, inspirez par la narine droite. Fermez de nouveau la narine droite avec le pouce, et libérez la gauche dans laquelle vous expirez. Une fois de plus, inspirez par la narine gauche et expirez à travers les deux.

Ce cycle complet est compté pour un pranayama. Vous devriez le répéter 4 à 6 fois et puis prendre du repos, tout en respirant normalement.

EFFETS THERAPEUTIQUES: Elle stabilise les courants positifs et négatifs dans le corps. Elle aide à nettoyer les poumons et à calmer le système nerveux. Elle aide également à préparer l'esprit pour la concentration et la méditation.

CONCENTRATION: Pendant l'exercice, concentrez-vous sur le va-et-vient de l'air dans la narine. Imaginez l'air purifié qui se propage partout dans les cellules du cerveau. Afin de devenir plus compétent dans pranayama, vous devez continuer avec la pratique de la respiration complète, et maîtriser le Pranayama Kumbakha que nous avons déjà enseigné. Pratiquez régulièrement ce nouveau pranayama, qui est très important, augmentez la durée du temps alors que vous progressez et que vous vous sentez plus à l'aise.

ℒ

LECON 4   **PARTIE 3**
YOGA SUPERIEUR

Nous allons maintenant étudier une des étapes les plus importantes dans le yoga supérieur: la méditation et la concentration.

La méditation est l'activité spirituelle la plus élevée d'un sadhaka, qui doit être pratiquée en permanence afin de maintenir le contact avec la conscience cosmique. De même que le corps vit avec l'air; en respirant, aussi l'esprit vit avec la méditation. La méditation est une activité vitale des véhicules supérieurs en nous. Par la pratique de celle-ci, on se soulève au-dessus du plan matériel et on atteint le grand Esprit. La méditation aide à créer un canal de lumière dans lequel les énergies subtiles descendent et s'écoulent dans les véhicules inférieurs, en atteignant progressivement leur mutation. Tous les grands êtres qui ont vécu sur cette planète ont considéré la méditation comme leur nourriture quotidienne.

MEDITATION

Le succès de cette activité dépend de certaines conditions physiques de base.

LES CONDITIONS PHYSIQUES:

LA PLACE: Vous devez choisir une chambre calme où vous ne serez pas dérangé. Il vaut mieux essayer de méditer dans la même pièce afin de la saturer de vos propres vibrations. Le yogi considère la salle de méditation comme un lieu sacré où seules les pensées supérieures sont accomplies. On ne devrait pas manger ni fumer dans cette pièce. Cette salle n'est pas un lieu de rencontre, et toute personne sans but spirituel ne devrait pas être autorisée à y entrer. Afin de maintenir des vibrations positives, vous pouvez entreposer des images de grands maîtres ou des saints de votre choix, et brûler de l'encens.

LE MOMENT: Vous devriez vous entraîner à méditer toujours aux mêmes heures afin de développer une automatisation favorable. Les meilleurs moments sont tôt le matin après s'être levé, et la nuit avant ou deux heures après le repas. Cependant, chaque personne peut avoir des préférences différentes; par conséquent, planifiez vos séances de méditation en fonction de votre propre style de vie et choisissez une heure qui vous convient le mieux. Remarque: selon certaines traditions yogiques, les moments spéciaux particulièrement favorables à la méditation coïncident avec les différentes phases de la lune: le jour de la pleine lune et le jour de la nouvelle lune. Le jour précédent et le jour qui suivent ces deux moments du cycle lunaire sont très spéciaux pour la méditation.

LES CONDITIONS PHYSIOLOGIQUES: Le corps doit être en bonne santé, détendu et calme. La méditation devrait être pratiquée à une certaine distance des repas, qui doivent être légers. L'inconfort physique dû aux tensions musculaires doit d'abord être maîtrisé avec une séance de hatha yoga. Dans une bonne méditation, un sadhaka devrait se sentir détendu, et oublier l'existence du corps. Pour ceux qui ont l'esprit agité, il est recommandé avant de commencer la méditation d'écouter de la musique douce et de détente.

LA POSTURE: Une longue expérience a prouvé qu'une bonne posture pour la méditation est celle qui aide à maintenir la colonne vertébrale en position verticale afin que le courant magnétique fourni par la méditation puisse circuler librement. De plus, la colonne vertébrale doit être exempte de tension. C'est pour cette raison que les yogis ont considéré que les postures de yoga les plus appropriées pour la méditation sont les suivantes: *Siddhasana*, *Sukhasana* et *Padmasana*. Toutefois, un étudiant qui est incapable de s'asseoir confortablement dans l'une de ces postures peut utiliser un fauteuil avec un dos droit. Tout en étant assis sur une chaise, gardez la colonne vertébrale droite, la tête droite, les yeux fermés, les mains détendues ou pliees sur les genoux. Il faut rester complètement détendu; cependant, au début, il est conseillé de ne pas méditer dans *Shavasana* ou couché, ce qui peut vous provoquer le sommeil.

LA RESPIRATION: Le rythme respiratoire est très important pour apporter à l'esprit l'état de détente et de paix. Il doit être en harmonie avec le courant des pensées. La respiration qui doit être adoptée pour la méditation est une respiration lente complète que nous avons déjà décrite dans la première leçon.

LA TECHNIQUE PRATIQUE DE LA MEDITATION

MEDITATION SUR UNE IDEE: Sans concentration, aucune vraie méditation n'est possible. C'est pour cette raison que vous devez vous former quotidiennement et pendant longtemps à la pratique de la concentration, comme elle a été enseignée précédemment. Du stade de concentration qui n'autorise aucune pensée étrangère à intervenir avec le sujet choisi, vous devez commencer par le processus de méditation en étudiant le sujet sous tous ses aspects.

En d'autres termes, vous analysez le sujet. Vous faites une sorte de dissection mentale. Les grandes idées sur lesquelles vous avez déjà appris à vous concentrer dans la leçon précédente pourraient être une sorte de thème pour votre méditation. Si vous essayez de les comprendre, vous développerez des pensées plus élevées. Ces idées font partie de la conscience cosmique. En les ajustant à votre mode de vie mental et spirituel, vous arriverez plus près de la conscience cosmique. Ces idées pourraient servir de pont entre la matière et l'Esprit. La vérité, l'amour universel et la sagesse sont les grands sujets sur lesquels on peut orienter la méditation au commencement.

UNE ETAPE SUPERIEURE DE MEDITATION

De la vacuité de l'esprit vient un état plus élevé de méditation. C'est cet état supérieur de méditation qu'un jour vous devriez essayer d'atteindre. Il est possible de vous inspirer quelques règles et techniques pour atteindre cet objectif. Selon chaque sadhaka, le procédé peut être différent. Nous allons essayer de vous donner quelques conseils dans l'espoir qu'ils vous aideront comme ils nous ont aidés. Vous devez comprendre que nous entrons dans un domaine où le langage ne peut expliquer que partiellement la réalité. Il est difficile de communiquer les expériences de méditation à travers les expériences du monde matériel, car elles ne conviennent pas pour expliquer les expériences du monde spirituel.

LES POINTS DE REFERENCES:

Le silence des trois véhicules inférieurs - physiques, émotionnels et mentaux - est indispensable. Si l'un d'entre eux devient excité, bientôt vous serez de retour sur le plan matériel.

Un effort est nécessaire pour établir le contact, un effort vertical, et une effusion.

L'effusion doit être à la fois une ouverture aux forces cosmiques ou aux forces spirituelles ci-dessus.

La conscience doit rester ouverte et alerte pour la descente des forces supérieures, mais les pensées mentales doivent être stables.

Si vous avez décidé d'aller vers la conscience cosmique, elle viendra à vous. En fait, la conscience cosmique est éternellement présente; c'est l'humain qui ne fait pas l'effort de la découvrir.

Vous pouvez aussi vous poser cette question: qui suis-je ? Ensuite, vous devriez essayer de vous débarrasser de l'obstacle des pensées mentales inférieures, jusqu'à ce que la réponse intuitive provienne du plan supérieur.

Vous pouvez vous concentrer sur un point lumineux au sommet de la tête. C'est de là que l'illumination et la descente des énergies supérieures viendront. La lumière attirera la lumière.

Etudiez soigneusement chacun de ces différents points, et essayez de comprendre comment ils peuvent être adaptés à votre cas particulier.

Nous devons vous rappeler que la méditation doit être une activité à vie pour vous. Même les grands êtres qui ont atteint le plus haut sommet de l'accomplissement spirituel continuent à méditer.

LA CONTEMPLATION

La contemplation est la plus haute étape. Il faut avoir pratiqué la méditation dans de nombreuses naissances antérieures pour atteindre ce stade d'unification avec la conscience cosmique. Pendant la méditation, les forces qui sont descendues ont le pouvoir de transformer les véhicules inférieurs et d'augmenter le rythme vibratoire. Lorsque la conscience personnelle a disparu ou s'est fondue dans la conscience cosmique, l'objectif est atteint. C'est ce stade que les mystiques occidentaux appellent " Extase ", et dans le yoga, il est connu comme " Samadhi " ou " Enstasy ". On sait que très peu peuvent atteindre cette étape. Ceux qui sont bénis par une telle expérience transcendantale ont accès à toutes les connaissances. Ils reviennent au plan physique éclairé.

Nous ne pouvons donner aucun conseil, ni aucune technique ne peut être enseigné ou décrite, pour atteindre ce stade. La contemplation est la récompense de nombreuses naissances de vie pure consacrées à l'amour, à la méditation et à l'Esprit supérieur.

Si l'on n'a pas l'ambition d'atteindre le but suprême parce qu'il semble trop difficile, il ne faut pas oublier que la méditation est déjà un pas en avant qui peut satisfaire tous les désirs dans la vie. Il préparera l'être tout entier pour d'autres réalisations.

CHAPITRE VII

LECON 5 {: .left} PARTIE 1 {: .right}

NOTIONS PRELIMINAIRES SUR LES MUSCLES ET LES ARTICULATIONS

LES MUSCLES – Schématiquement, les muscles sont des masses de chair qui sont attachées aux os par leurs tendons, et ainsi permettre le mouvement du corps (mouvement des différents membres, du cou et du tronc).

Dans ce chapitre, nous ne verrons qu'une brève description des muscles du squelette et comment ils sont affectés par les exercices de hatha yoga, selon les maîtres indiens de yoga. Une des caractéristiques essentielles des muscles est d'être résiliente. Tout le corps est renforcé par la pratique des postures de yoga. Le but des asanas est de maintenir ou de restaurer l'élasticité des fibres musculaires dans le corps.

Les muscles sont excitables et contractiles par l'influx nerveux. Cette dernière propriété des muscles leur permet de déplacer les leviers osseux et d'assurer les mouvements et les attitudes du corps. En faisant de l'activité physique, les muscles utilisent de l'énergie. Cette énergie est générée par les aliments, en particulier les glucides. La contraction des muscles génère de la chaleur et de l'énergie. Les déchets qui sont produits par un travail important, sous forme d'acide lactique, peuvent apporter une raideur au corps (Roth, S.M. 2006).

LES DIFFERENTS MUSCLES QUI PEUVENT AFFECTER LES ASANAS DU YOGA

Selon la littérature yogique, les asanas du yoga font principalement travailler tous les muscles.

LES MUSCLES PRINCIPAUX DE LA PARTIE ANTERIEURE DU TRONC

LES GRANDS MUSCLES PECTORAUX - Ils recouvrent la poitrine, et les extrémités de leurs tendons sont fixées sur l'humérus, ou les os du bras.

LES MUSCLES ABDOMINAUX - Il y en a quatre qui sont l'un sur l'autre. À partir du plan profond, ils sont successivement:

1. Transversus abdominis 2. Oblique interne 3. Oblique externe 4. Pectoral Majeur.

Tous ces muscles sont affectés par un grand nombre d'asanas, soit en contraction ou en allongement. Les muscles transversaux sont soulevés.

2. LES PRINCIPAUX MUSCLES DU PLAN POSTERIEUR

Les muscles spinaux, qui sont attachés à la colonne vertébrale. Les principaux sont la masse sacro-lombaire et la longue dorsale, qui monte jusqu'à la vertèbre cervicale.

Le grand muscle dorsal qui se propage dans le dos avec les derniers tendons fixés sur l'humérus.

Le muscle trapèze, qui couvre le scapulaire et le cou.

Tous ces muscles cités sont affectés par de nombreuses asanas, la plupart de celles qui rendent la moelle épinière à plier ou s'étendre. Ces postures vont prolonger et rendre souples les masses musculaires et les tendons sur lesquels les muscles sont attachés sur l'os.

3. LES MUSCLES SUPÉRIEURS DES MEMBRES:

Le Deltoïde, qui a trois faisceaux sur l'épaule et permet le mouvement des bras.

Le grand muscle dorsal qui se propage dans le dos avec les derniers tendons fixés sur l'humérus.

Le muscle trapèze, qui couvre le scapulaire et le cou.

4. LES MUSCLES INFÉRIEURS DES MEMBRES:

Le Psoas-iliaque, ou muscle de l'os de la hanche, qui permet le mouvement de la cuisse.

Le Grand Fessier, qui permet d'écarter les cuisses (ces deux muscles sont attachés ensemble sur le fémur et l'os iliaque).

Les Trois Muscles Ischium-Tibia, qui permettent à la jambe de se plier avec la cuisse.

Le Muscle Quadriceps composé de quatre muscles, qui permet d'écarter la jambe quand elle est pliée.

Ces différents muscles sont affectés par les postures assises, ainsi que les muscles des pieds et des jambes.

Les muscles des jambes postérieures, qui permettent de soulever les pieds.

Le Muscle Triceps Sural, qui permet l'étirement des pieds.

Bien sûr, les asanas du yoga sont bénéfiques même si vous ignorez le nom, l'endroit et le but du muscle impliqué. Cependant, pour l'étudiant assidu qui veut pratiquer en toute sécurité la science du yoga, il est recommandé de savoir où les muscles impliqués dans la posture sont situés dans le corps, et comment ils fonctionnent dans cette machine humaine complexe. De cette façon, vous pouvez suivre avec précision le travail des muscles pour des meilleurs résultats des asanas.

Enfin, permettez-nous de vous rappeler le muscle clé du système respiratoire, LE DIAPHRAGME, que nous avons déjà étudié dans une leçon précédente.

LES ARTICULATIONS

Les articulations sont le moyen d'unir les os. Elles permettent les mouvements des différents segments osseux par le biais des muscles. Nous distinguons les articulations immobiles, semi-mobiles et mobiles. Dans le yoga, nous nous intéressons seulement aux articulations mobiles. Dans ce chapitre, nous laissons de côté les articulations très importantes de la moelle épinière. Nous en parlerons dans un chapitre spécial.

Au sujet de la complexité du corps humain, la colonne vertébrale est considérée comme le support de tout le corps, elle est primordiale dans la science du yoga. A cela s'ajoutent d'autres articulations qui sont très impliquées dans les postures, comme celles des hanches, des genoux, des chevilles, des épaules, des coudes et des poignets.

Ces six articulations ont une caractéristique commune dans leurs structures. Il est important pour un sadhaka de savoir, même de façon sommaire, comment est formé une articulation, afin de comprendre comment elles sont affectées par les postures et pour maintenir leur élasticité et leur bon fonctionnement physiologique.

DESCRIPTION DE L'ARTICULATION

L'extrémité des os, qui constituent les articulations, est recouverte de cartilage, tissu élastique ferme qui permet le glissement des deux surfaces articulaires l'une contre l'autre.

La capsule articulaire est une membrane fibreuse qui réunit les os. Elle est attachée à la périphérie du cartilage. Elle est recouverte d'un tissu sécrétant un liquide lubrifiant appelé liquide synovial, qui aide à diagnostiquer la cause de l'inflammation articulaire (Morrison, W.A. 2015).

Les ligaments sont des lames de fibres minces liants les os ensemble pour les empêcher de se séparer. Ils sont attachés aux os et viennent parfois sur leurs capsules. Les postures de yoga agissent sur les ligaments pour les étirer et pour maintenir leur souplesse. Ils agissent également sur la capsule articulaire, retardant ainsi le processus de vieillissement. Dans ce processus, le sang circule correctement et les cartilages restent vivants. Par la pratique du yoga, les symptômes des rhumatismes sont contrôlés, et la pratique régulière du yoga peut même retarder leurs apparitions.

✍

LECON 5   PARTIE 2
LES POSTURES, OU ASANAS

Dans cette leçon, nous allons présenter deux nouvelles postures de base, après quoi vous aurez tous les éléments nécessaires pour pratiquer une séance de yoga complète. Au cours des deux derniers mois, vous avez commencé la pratique du yoga avec nous. Comme vous observez l'équilibre cumulatif, vous remarquerez qu'après cette cinquième leçon vous avez appris douze postures essentielles, que vous devez pratiquer quotidiennement. Nous pensons que ces postures de base pourraient constituer le yoga physique complet nécessaire pour une majorité de pratiquants du yoga. Elles sont suffisantes pour maintenir l'élasticité de la moelle épinière, des articulations, des muscles, pour revigorer le système endocrinien, et maintenir une bonne santé générale.

Cependant, il est également recommandé d'ajouter les pranayamas que vous avez déjà appris, qui sont très importants, ainsi que la concentration mentale. Nous ne voulons pas dire que les autres asanas et pranayamas sont inutiles. Ils sont moins importants pour les étudiants ordinaires. Mais il est dans votre intérêt de connaître et de pratiquer de temps en temps tous les autres asanas et pranayamas de hatha yoga, qui seront enseignés dans les leçons suivantes. Il est important de garder à l'esprit que toutes les postures de yoga et pranayamas dans le yoga holistique ont leur importance dans le complexe humain.

Nous comprenons que tous les aspirants de yoga n'ont pas le même but. Avec le mode de vie moderne, on peut ne pas être en mesure de consacrer beaucoup de temps à la pratique du yoga. Vous devez faire un choix. Pratiquez quotidiennement les postures de base, et ajoutez à vos sessions une ou deux postures de la leçon suivante, qui sera enseignée, et il en est de même pour pranayama.

LES POSTURES TRIANGULAIRES (Konasana et Variantes)
PREMIERE POSTURE: N.B.-Voir la description de la posture triangulaire simple dans la leçon précédente (leçon 4 partie 2).

EXECUTION: Tout comme la posture triangulaire simple.

DIFFERENCE: Du côté où le corps est incliné, la jambe doit être pliée ; le bras derrière le genou et la main repose sur le sol.

RESPIRATION: Comme dans la posture triangulaire simple.

CONCENTRATION: La même également.

SECONDE POSTURE (Variante)
Tout comme dans la posture triangulaire simple, le corps est torsadé. D'abord plier la jambe de l'autre côté, passer le bras à l'avant du genou plié, et laisser la main reposer sur le sol; l'autre bras est en position verticale.

RESPIRATION: La même, ainsi que la concentration.

RESULTATS: Comme dans la posture simple, mais un peu plus efficace (voir leçon 4, partie 2).

LA POSTURE DE L'ARBRE PENCHE (Vakrikrita-Vrikshasana)
Regardez à nouveau la description de la posture dans la leçon 3, partie 2. Cette posture est effectuée à partir de la deuxième variante de la posture de l'arbre.

EXECUTION: Dans la posture de l'arbre, le pied est tourné et le talon est placé sur la cuisse près de l'articulation, les bras soulevés verticalement. Pliez les bras et le buste, sans perdre votre équilibre. Vous devez atteindre le sol avec les doigts droits ou les mains à plat sur le sol. Maintenez la position aussi longtemps que vous le pouvez, et revenez lentement. Après un certain temps de repos, recommencez la posture et inversez les jambes. Répétez l'exercice trois à quatre fois de chaque côté.

RESPIRATION: Inspirez tout en soulevant les bras. Expirez en vous inclinant vers l'avant et vers le sol. Tenez la respiration avec les poumons vides, relevez-vous pendant l'inspiration, puis expirez et respirez normalement.

CONCENTRATION: Sur les mouvements.

RESULTATS THERAPEUTIQUES: Elle apporte de la souplesse à la région lombaire, aux articulations des genoux et des chevilles. Elle masse aussi les organes abdominaux, et améliore l'équilibre du corps.

AUTRES VARIANTES DE MATSYENDRASANA

Nous avons déjà vu cette posture. Cependant, pour atteindre facilement *Matsyendrasana*, il faut pratiquer régulièrement les variantes, qui sont nombreuses. Elles sont très utiles, surtout pour les étudiants aux jambes raides.

EXECUTION DE LA PREMIERE VARIANTE:

Assis sur le sol avec les jambes tendues, placez la jambe droite sur la cuisse gauche. La jambe droite est presque dans une position verticale, et le pied droit est plat sur le sol entre la cuisse et le genou gauche. Tournez soigneusement le tronc vers le côté gauche, puis passez le bras gauche par-dessus et près du genou droit. Ce genou doit être maintenu, si possible, sous l'aisselle gauche. Le bras droit est tendu derrière le dos dans l'axe du corps avec les mains à plat sur le sol près du bassin. Appuyez la cuisse droite contre l'abdomen par la pression du bras gauche, la main gauche doit rester à plat sur le sol. Continuez de tourner le tronc jusqu'à ce que les épaules soient dans la même ligne. Maintenez la posture quelques secondes, puis respirez normalement. Après un certain temps de repos, relâchez et inversez la position.

Cette posture doit être étudiée attentivement. Dans la plupart des cas, si elle est effectuée facilement, cela signifie qu'elle est réalisée dans le mauvais sens. Etudiez la description, relisez-la et essayez de mieux la comprendre.

EXECUTION DE LA SECONDE VARIANTE:

Pour commencer, suivez la description de la première variante, mais dans celle-ci la jambe gauche est pliée au lieu d'être droite. La cuisse gauche est dans l'axe du sol, le talon du pied gauche est près de la fesse droite. Tout comme dans la posture précédente, passez la jambe droite sur la cuisse gauche, et gardez le pied droit à plat sur le sol entre la cuisse et le genou gauche. Passez le bras gauche sur le genou droit et attrapez le pied droit avec la main gauche. Après quelques secondes, faites pivoter le tronc vers la droite. Le bras droit est tendu derrière le dos avec les mains à plat sur le sol près du bassin. Accentuez la rotation en plaçant la cuisse droite contre l'abdomen avec une pression profonde du bras gauche. Les deux épaules doivent rester sur la même ligne. Gardez la position aussi long-temps que vous le pouvez, puis respirez normalement. Après un peu de repos, relâchez et inversez la position.

QUELQUES DIFFICULTES: Si vous ne pouvez pas attraper votre pied avec la main du bras opposé, attrapez alors le genou qui est à plat sur le sol pour aider à maintenir la posture. Si vous perdez votre équilibre, c'est probablement parce que votre main droite à plat sur le sol est trop loin du bassin. Attention aux épaules, elles doivent être à la même hauteur et sur le même axe.

CONCENTRATION: Sur la colonne vertébrale.

RESPIRATION: Lente et régulière.

RESULTATS THERAPEUTIQUES: Cette asana peut aider à rectifier la scoliose de la colonne vertébrale et à renforcer les cordons latéraux du système sympathique. Il massages aussi les organes abdomi-naux et améliore le système nerveux.

LA POSTURE DE LA VACHE (BHADRASANA)

De la position debout, asseyez-vous sur les talons. Restez sur la pointe des orteils, séparez les jambes et les cuisses autant que possible. Pour cela, aidez-vous des orteils, qui devraient être proches les uns des autres, et le talon contre l'autre talon. Gardez le corps droit. Amenez les deux mains pliées au niveau de la poitrine, puis tenir la posture aussi longtemps que vous le pouvez sans balancer, puis respirez normalement. Après un certain temps, remontez lentement et répétez l'exercice deux ou trois fois.

CONCENTRATION: Gardez-la sur l'équilibre, qui doit être maintenu aussi stable que possible.

RESPIRATION: Normal et régulière.

RESULTATS: Cette posture apporte de la souplesse aux articulations des pieds, des chevilles et des hanches. Elle développe la stabilité de l'équilibre, et est excellente pour la concentration.

VARIANTE: À partir de la posture décrite ci-dessus, gardez les deux mains droites sur le sol, respirez profondément, puis expirez, pliez le corps en avant en essayant d'amener le front près du sol. Maintenez la position avec les poumons vides aussi longtemps que vous le pouvez, et puis revenez à une RESPIRATION normale.

RESULTATS: Elle affecte plus les muscles lombaires, la colonne vertébrale et les articulations des cuisses.

PRANAYAMA - LA RESPIRATION ALTERNEE AVEC RETENTION

Ce pranayama est exécuté de la même manière que celle alternée précédemment décrite. Cependant, après l'inspiration, arrêtez le souffle avec les poumons pleins aussi longtemps que vous le pouvez avant d'expirer par l'autre narine. La longueur de la rétention doit être d'environ six secondes au début et au fur et à mesure que le système du corps s'y habitue, d'augmenter la durée à douze secondes. Après une longue pratique et selon votre propre capacité, vous pouvez prolonger la durée de la rétention jusqu'à vingt-quatre secondes.

CONCENTRATION: La même que dans la RESPIRATION alternative simple.

RESULTATS: Le même mais plus puissant.

LA VAGUE FRAICHE DE PRANAYAMA (Shitali)

Asseyez-vous dans n'importe quelle posture confortable, serrez les dents et séparez un peu les lèvres. Videz d'abord les poumons, puis aspirez l'air fortement entre les dents. Vous devriez sentir une sensation de fraîcheur. Lorsque les poumons sont complètement remplis, fermez les lèvres et expirez rapidement à travers les deux narines.

L'inspiration et l'expiration doivent être tous les deux faits avec force et rapidité. Répétez l'exercice six à douze fois au moins.

CONCENTRATION: Sur le centre de la gorge.

RESULTATS: Les écritures yogiques disent que ce pranayama oxygène le sang, le rafraîchit et apaise la sensation de soif.

CHAPITRE VIII

LECON 6   **PARTIE 1**

Y OGA ET LA COLONNE VERTEBRALE

D ans le corps humain, la colonne vertébrale joue un rôle essentiel. C'est « l'arbre de la vie » dans lequel toutes les commandes nerveuses des organes passent. Il protège la médullaire prolongée qui est l'extension de l'encéphalique. Il permet la statique et les mouvements de la tête et du tronc. Des deux côtés de sa trajectoire se trouvent les ganglions du système sympathique nerveux qui assurent la distribution de l'afflux vital aux différentes parties du corps, ainsi que la transmission des informations sensorielles au cerveau.

Dans la philosophie du yoga, la colonne vertébrale est très importante. C'est pour cette raison que la plupart des postures essentielles du yoga la met à profit. Elle joue un rôle majeur dans la distribution du prana, qui la traverse d'abord par le système nerveux avant de se répandre dans les glandes endocrines et les organes.

Parmi les douze asanas de base que nous avons déjà enseignées, dix concernent la moelle épinière. A un autre niveau, nous étudierons dans la troisième partie de cette leçon les *chakras*, ou centres psychiques, qui reçoivent et distribuent les énergies cosmiques à travers la colonne vertébrale. Les chakras ne sont pas situés dans le corps physique ; ils sont des centres énergétiques résidant dans différentes parties du corps éthérique.

Dans la première partie de cette leçon, nous ne traiterons que la colonne vertébrale selon un point de vue de la physiologie et de l'anatomie. Examinons quelques points de vue anatomiques déjà connus: (Cramer, G.D. & Darby, S.A. 2013).

La colonne vertébrale est constituée d'un empilement de vertèbres, dont certaines sont soudées les unes aux autres. Celles qui ne sont pas soudés sont unies par un tissu de fibrocartilage ou par des disques intervertébraux. Nous verrons plus tard le rôle important des disques inter-somatiques. De bas en haut, il y a:

1-Le coccyx, formé de quatre petites vertèbres soudées.

2 - Le sacrum, formé de cinq grandes vertèbres soudées, dans lesquelles la masse est placée entre les deux os iliaques;

3 - les vertèbres lombaires non soudées;

4 - les 12 vertèbres dorsales, qui supportent 12 paires de côtes;

5 - les 7 vertèbres cervicales dont Atlas, la plus haute, qui soutient la tête.

<u>N.B.</u> Les vertèbres mobiles sont numérotées de haut en bas de C1, la première cervicale, à L5, la cinquième vertèbre lombaire.

La colonne vertébrale a sur sa trajectoire 3 courbures essentielles. Une courbure cervicale convexe vers l'avant, une autre dorsale se prolonge vers l'arrière, et aussi la lombaire, qui se convexe vers l'avant. L'accentuation de ces courbures peut conduire à une lordose cervicale ou à une cyphose dorsale (arrondi exagéré du dos). La colonne vertébrale peut également se déformer dans certaines circonstances et conduire à la scoliose. Toutes ces affections pathologiques différentes de la colonne vertébrale pourraient être améliorées par la pratique régulière des postures du yoga.

LES VERTEBRES

Il n'est pas nécessaire pour nous de décrire le type de chaque vertèbre dans ce livre. Disons simplement que leur volume augmente de haut en bas. Les vertèbres cervicales sont plus petites que les lombaires. La première vertèbre cervicale, ou Atlas, qui soutient la tête, a la forme d'un anneau. Elle est mobile autour d'un pivot qui représente la seconde vertèbre cervicale, l'Axe.

La vertèbre est faite d'un corps compact, avec deux arcs qui limitent le trou vertébral protubérant. L'empilement de vertèbres constitue un canal creux fait de chaque trou vertébral superposé dans lequel passe la moelle épinière. Sur les apophyses et les pales, sont attachés de nombreux ligaments et tendons musculaires qui maintiennent les vertèbres fortement soudées entre eux. La partie latérale de la vertèbre a une encoche qui forme le *trou de conjugaison*, à partir duquel sort le nerf rachidien.

LE DISQUE

Le disque est l'axe principal qui unit deux corps vertébraux. Il est fait de fibrocartilage et a une cellule gélatineuse, qui est utilisée en même temps comme un amortisseur et un distributeur de pression. Lorsque le disque est fissuré, la cellule peut sortir et conduire à une hernie discale. La pratique régulière du yoga maintient la vitalité et la souplesse des disques intervertébraux, et peut retarder sa croissance avancée. Elle rend également souple les articulations vertébrales et de nombreux ligaments, principalement les antérieures et les postérieures, qui sont considérés comme les plus importants.

LES MUSCLES ATTACHÉS À LA COLONNE VERTEBRALE

La masse sacro-lombaire, qui est attachée au sacrum de la colonne vertébrale lombaire, et la longue dorsale, qui monte jusqu'aux vertèbres cervicales, sont les muscles spinaux les plus importants. Le muscle trapèze, que nous avons déjà étudié, est attaché à l'omoplate et à la partie supérieure de la colonne vertébrale. Il joue un rôle très important dans le yoga, et il est responsable du *torticolis* anormal du cou.

LE YOGA ET LES MOUVEMENTS DE LA COLONNE VERTEBRALE

La colonne vertébrale est animée de mouvements différents qui permettent au tronc et à la tête de se déplacer dans plusieurs directions. Nous allons essayer d'expliquer quels sont ces mouvements et dans quelle mesure les asanas les affectent. Nous devons souligner que l'ampleur de ces mouvements dépend de l'état sain des disques somatiques. C'est pourquoi il est important de pratiquer régulièrement les postures de yoga de base afin de maintenir la vitalité des disques et des ligaments.

LA FLEXION - C'est le mouvement qui permet aux articulations de la colonne vertébrale d'avancer. Les articulations, qui comprennent les coudes, les chevilles, les genoux, sont affectées par des mouvements constants et puissants.

L'EXTENSION - C'est le mouvement de flexion inversé qui permet à la colonne vertébrale de se déplacer vers l'arrière. Son amplitude est inférieure à celle du mouvement de flexion. Le mouvement d'extension peut corriger les défauts dorsaux de kyphose mineure. Les asanas qui permettent l'entretien holistique de ces mouvements sont *Bhujangasana*, *Ushtrasana*, *Setvasana*, et *Sarvangasana*. Toutes ces postures sont excellentes pour corriger et prévenir les problèmes de dos arrondi.

INCLINATION LATÉRALE - L'inclinaison latérale est le mouvement à partir duquel la colonne vertébrale peut se déplacer de droite à gauche dans le plan du corps. Habituellement, la flexion est double dans les asanas, qui sont concernés par ces mouvements. Les asanas sont les 4 variantes de *Konasana* et la troisième variante de *Janusirasana*.

LA ROTATION - La rotation est le mouvement à partir duquel la colonne vertébrale peut se déplacer vers l'arrière, vers la droite et vers la gauche sans extension latérale ni inclinaison. Dans ce mouvement, les disques sont affectés par une distorsion puissante et sont étendus au maximum. Les asanas qui sont concernés par le mouvement de rotation sont ceux qui torsadent le tronc, comme *Konasana* et ses variantes. La troisième posture de *Janusirasana* est essentiellement une posture de torsion vertébrale, qui est l'une des différentes variantes de *Matsyendrasana*.

LECON 6   PARTIE 2
LES ASANAS

Avant de commencer la deuxième partie de cette leçon, il est utile de Revenir en arrière et de se poser quelques questions essentielles sur tout ce que vous avez étudié au cours des trois derniers mois.

PREMIÈRE QUESTION: Est-ce que vous exécutez correctement et lentement les asanas que vous avez apprises? Il est fortement recommandé de lire à nouveau la description des postures. Probablement, vous avez peut-être manqué un détail qui, dans cette lecture, peut attirer votre attention.

Par exemple, dans la posture de l'arbre (*Vrikshasana*), faites attention au corps, qui doit être maintenu droit. Ne le pliez pas à droite ou à gauche. Gardez la jambe pliée perpendiculairement au corps. Dans la posture élastique postérieure *Pascimottanasana*, ne soulevez pas les genoux. Dans la posture d'angle Konasana, les bras doivent être verticaux et côte à côte, et ne pas plier les genoux. Dans la posture du cobra (*Bhujangasana*), gardez les pieds rapprochés. Les bras doivent être droits, la tête inclinée vers l'arrière. Dans la posture d'arc (*Dhanushasana*), veillez à ne pas trop écarter les genoux. Dans *Sarvangasana*, le corps doit être maintenu vertical, et évitez de plier le dos. Si possible, laissez quelqu'un d'autre le vérifier pour vous. Dans *Matsyendrasana,* assurez-vous que le bras est au bon endroit près du genou.

DEUXIÈME QUESTION: Êtes-vous sûr que vous respirez correctement avec le mouvement du rythme respiratoire comme il est indiqué ?

Chaque posture va avec sa propre façon de respirer. Avez-vous oublié cela? Si oui, alors il est temps de revoir la description correcte des données avec la posture. Vous devez garder à l'esprit de synchroniser le mouvement avec la respiration, c'est très important.

TROISIÈME QUESTION: Après chaque posture difficile ou série de deux à trois postures qui pourraient exercer beaucoup de stress sur le corps, êtes-vous reposé avec le *Shavasana* pendant quelques minutes? Vous devriez également vous rappeler de vous reposer avec le *Shavasana* afin d'accumuler le prana dans le corps.

QUATRIÈME QUESTIONS: Pratiquiez-vous la concentration avec les asanas, comme indiqué sur une partie particulière du corps?

SESSION QUOTIDIENNE DE L'ETUDIANT

Voyons maintenant comment vous pourriez ajuster vos séances de yoga. Cela dépend évidemment de combien de temps vous pouvez arranger pour cela. Le mieux serait une session de 30 minutes, avec 10 minutes pour la pratique du pranayama, ce qui devrait être raisonnable. Si vous avez plus de temps, une session complète d'une heure devrait être beaucoup plus efficace. Rappelez-vous, il n'est pas nécessaire de faire trop d'asanas dans une session, surtout pendant vos six premiers mois de pratique du yoga. On ne devrait pas se presser pour maîtriser toute posture. La maîtrise d'une posture viendra automatiquement au fil du temps. Trop de stress sur les muscles et les nerfs peut blesser au lieu de faire du bien. Soyez prudent avec la longueur de la rétention de la respiration. Reprenons les postures de base essentielles que vous avez apprises jusqu'à présent.

POSTURES ESSENTIELLES DE BASE

Posture de repos complet *Shavasana*
Salut au soleil *Surya Namaskar*
Posture d'étirement postérieur *Pascimottanasana*

Posture d'adoration *Bhunamanavajrasana*
Posture de l'arbre *Vrikshasana*
Posture d'arc *Dhanushasana*
Posture Swastika *Swastikasana*
Posture de la charrue *Halasana*
Posture du cobra *Bhujangasana*
Posture Goraksa *Goraksasana*
Posture du corps entier *Sarvangasana*
Posture de torsion *Matsyendrasana*

Vous pouvez ajouter *Uddiyana-banda* Mudra, qui sera étudié dans la leçon suivante. Il n'est pas classé avec les asanas, mais plutôt avec les *Kriyas* et *bandhas* (gestes pour la purification interne). Il en est de même pour la grande posture de prière ou *Bhunamanavajrasana*, qui est aussi un Mudra (geste symbolique).

Nous étudierons également à la septième leçon la posture du dauphin, qui est aussi une posture essentielle. Elle remplacera le *shirs-Asana* complet, que nous ne vous conseillons pas d'essayer sans la présence d'un professeur bien formé.

Si vous ne pouvez consacrer que dix minutes par jour à la pratique du yoga, voici notre recommandation:

Premièrement, pratiquez *Surya Namaskar* (salutation au soleil) trois fois. Asseyez-vous en *Swastika* ou *Sukhasana* pour la pratique du pranayama. Pratiquez six *Kumbhaka Pranayama* (avec contrôle de la respiration), et les six alternées. Ensuite, pratiquez la posture du corps entier *Sarvangasana* une fois et maintenez la position pendant environ une minute. Continuez avec la pose de la charrue *Halasana* une fois pendant environ une minute, puis faites la posture de repos *Shavasana* pendant une minute. Continuez avec la posture postérieur *Pascimottanasana*, et alternez de chaque côté. Faites la posture du cobra, *Bhujangasana*, trois fois, et finalement terminez avec *Shavasana*, la posture de repos complet, pendant environ deux minutes. Cette série de postures est suffisante pour vous maintenir en bonne condition pendant toute la journée.

Maintenant, nous suggérons que pour cette semaine vous essayez d'améliorer votre *Sarvangasana* et ses variantes avec la posture de torsion vertébrale. Pour l'étude et l'amélioration d'une posture de yoga difficile, essayez de les faire en dehors de votre session de yoga régulière. Une séance de yoga régulière devrait être bien synchronisée et en harmonie avec cet état paisible d'esprit que nous avons décrit dans la première leçon, afin d'attirer des énergies cosmiques positives dans le corps. Rappelez-vous toujours les effets positifs du pouvoir créateur des pensées. La concentration mentale augmente l'efficacité du pranayama. La concentration sur le rythme respiratoire doit être faite surtout dans les postures assises. En effectuant les asanas, la concentration mentale doit être concentrée sur les mouvements qui mènent à la posture et sur ceux qui conduisent à la position de départ.

Dans le même temps, elle doit également être dirigée sur la respiration. Il est préférable d'effectuer d'abord toutes les postures debout, puis procéder à celles couchés sur le dos. Ensuite exécutez les postures assises et ensuite terminez avec les postures effectuées tout en étant allongé sur le ventre. Rappelez-vous de passer à une position de départ, puis à une autre position de départ avec la même vitesse lente, ce qui devrait également être observé dans l'exécution des asanas.

LA POSTURE D'ANGLE (Variante Konasana)

EXÉCUTION: Debout, séparez les jambes et croiser les bras derrière le dos. Prenez une profonde respiration, et lentement penchez-vous vers la droite tout en essayant de toucher le genou avec le front. Maintenez la respiration et la posture quelques secondes ; revenez en arrière en inspirant puis expirez. Faites les mêmes mouvements vers le côté gauche, puis répétez l'exercice trois fois de chaque côté.

CONCENTRATION: Sur le rythme respiratoire.

RESPIRATION: Comme elle est décrite dans l'exercice.

RÉSULTATS THÉRAPEUTIQUES: Cette posture apporte la souplesse à la colonne vertébrale et rajeunit le système lymphatique. Elle réduit la graisse sur les hanches; empêche et améliore la cellulite de l'abdomen. Elle allonge aussi les muscles latéraux dorsaux et renforce les muscles abdominaux.

VARIANTE DE LA POSTURE DE L'ARBRE (Vrikshasana)

À partir de la première posture de l'arbre décrite dans la troisième leçon, que vous devez savoir exécuter, effectuez cette variante.

EXÉCUTION: Dans cette position de l'arbre, avec le pied sur la cuisse, croisez les mains derrière la nuque, et pliez le buste lentement vers l'avant, tout en essayant de maintenir votre équilibre. Gardez la position aussi longtemps que vous pouvez avec les poumons vides, et remontez avec l'inspiration. Inversez la position des pieds et répétez l'exercice de 2 à 3 fois de chaque côté.

RESPIRATION: Comme indiqué dans l'exercice.

CONCENTRATION: Sur l'équilibre de la posture.

RÉSULTATS: Le même que dans la première posture de l'arbre, mais elle augmente le sens de l'équilibre physique.

POSTURE DE DANSE (Nrityasana)

EXÉCUTION: Se lever et respirer normalement. Concentrez-vous d'abord sur l'équilibre du corps, puis pliez lentement la jambe droite en arrière et attrapez ensuite les gros orteils. Soulevez la main gauche et essayez de maintenir votre équilibre. Le buste doit rester aussi droit que possible. Après un certain temps, inverser la position.

RESPIRATION: Lente et régulière.

CONCENTRATION: Sur l'équilibre de la posture.

RÉSULTATS: Elle rend les articulations de la hanche souples, renforce les muscles intercostaux, et développe le sens de l'équilibre physique.

LA POSTURE JANUSIR (Janusirasana)

POSTURE 1

EXÉCUTION: À partir de la posture déjà étudiée, assis avec la jambe gauche et la jambe droite pliée près de la cuisse, gardez le buste droit. En inspirant, soulevez les deux bras en position verticale. Pliez le buste en avant tout en expirant, puis gardez les bras tendus jusqu'à ce qu'ils puissent attraper le pied gauche. Si vous le pouvez, gardez le front sur le genou aussi longtemps que possible, puis retenez votre respiration. Revenez en arrière, inspirez et inversez la position de la jambe. Répétez cette posture trois à quatre fois de chaque côté.

CONCENTRATION: Sur le plexus solaire.

RESPIRATION: Comme décrite dans la posture.

RÉSULTATS: Elle développe les muscles du dos, prévient et réduit la graisse sur les hanches, rend souple les muscles des jambes et des cuisses.

POSTURE 2

EXÉCUTION: Prenez la même position de départ de la posture déjà étudié. Asseyez-vous avec la jambe gauche tendue et la jambe droite pliée près de la cuisse. Pliez-vous et attrapez la cheville de votre jambe gauche avec les deux mains, puis soulevez lentement la jambe gauche. Gardez la position droite et aidez-vous seulement avec les bras. Continuez à lever la jambe sans se pencher en avant et essayez de toucher votre front avec le genou. Restez dans la position aussi longtemps que vous le pouvez, avec le genou droit restant à plat sur le sol, puis respirez normalement. Après un certain temps, inverser la position.

RESPIRATION: Régulière et normale.

CONCENTRATION: Sur la position.

RÉSULTATS: Elle rend souple les articulations des hanches et des jambes.

LA POSTURE PARFAITE (Siddhasana)

Puisque cette posture est plus confortable que le lotus pour la méditation, vous devriez essayer de la maîtriser dès que possible.

EXÉCUTION: Asseyez-vous sur le sol, pliez la jambe droite avec le talon près de la région du scrotum. Attrapez la jambe gauche et placez-la sur la droite. Les deux genoux devraient être sur le sol, et gardez la colonne vertébrale droite. Gardez les deux mains détendues sur les genoux. Respirez normalement et restez dans la posture aussi longtemps que vous le pouvez pour développer la force de la colonne vertébrale et la résistance des jambes et des genoux.

CONCENTRATION MENTALE: Sur la région du cœur

RÉSULTATS: C'est l'une des meilleures postures pour la pratique du pranayama, de la concentration et de la méditation. Elle corrige les défauts de la colonne vertébrale et agit sur l'équilibre du système nerveux.

UNE TROISIÈME VARIANTE DE SARVANGASANA

EXECUTION: A partir de la deuxième variante de *Sarvangasana* ou posture du corps entier, au lieu de prendre appui avec vos bras à plat sur le sol, vous les maintenez dans une position verticale le long des cuisses. Le corps entier repose sur la tête et les épaules. Restez dans la posture aussi longtemps que vous le pouvez, et puis après un certain temps, gardez les mains sur le sol et lentement amenez votre tronc vers le bas, puis prenez du repos dans la position *Shavasana*.

CONCENTRATION MENTALE: Sur la région du cœur.

RESPIRATION: Régulière.

RÉSULTATS: Le même que dans ces deux autres variantes décrites précédemment. Elle agit également sur l'équilibre du corps physique.

LA POSTURE DE LA DEMI-SAUTERELLE (Ardhashalabhasana)

Allongez-vous sur le ventre, les bras droits le long du corps avec les mains à plat sur le sol. Soulevez la jambe droite vers le haut et le gardez aussi haut que possible tout en inspirant. Maintenez-le quelques secondes et abaissez la jambe tout en expirant. Faites la même chose avec l'autre jambe. Enfin, répétez l'exercice trois à quatre fois avec chaque jambe.

CONCENTRATION: Sur la région lombaire.

RESPIRATION: Comme décrite avec la posture.

RÉSULTATS THÉRAPEUTIQUES: Elle renforce la région lombaire, aide à la constipation, purifie les reins et irrigue les poumons avec du sang frais.

LA SCIENCE DE LA RESPIRATION (Pranayama)
MANIPUR MUDRA PRANAYAMA

EXÉCUTION: Asseyez-vous dans une posture confortable et videz complètement vos poumons. Prenez une inspiration profonde et forte à travers les deux narines et arrêtez la respiration pendant quelques secondes, puis avec une contraction soudaine des muscles abdominaux, repoussez le ventre. Gardez la position aussi longtemps que vous le pouvez, puis soufflez fortement l'air par les narines. Prenez une autre inspiration abdominale et répétez l'exercice entre six et douze fois.

CONCENTRATION: Sur le va-et-vient du flux de l'air.

RÉSULTATS: Il est censé purifier le passage de la narine, le centre de la gorge et les poumons.

L'ALTERNATIF PRANAYAMA
(Surya-Bheda, ou Le Soleil qui se fend)

EXÉCUTION: Asseyez-vous dans n'importe quelle posture confortable ; utilisez le pouce et les deux derniers doigts de la main droite pour bloquer le passage de l'air dans les narines. Vous connaissez déjà la technique du pranayama alternatif; que vous pratiquez depuis la quatrième leçon. Le pranayama alternatif rythmique a le même principe de base. La seule différence est que l'inspiration, l'expiration et la rétention sont effectuées selon différentes longueur de temps dans le rythme. Pour ce pranayama, le rythme recommandé est: 4-16-8. Inspiration: 4 secondes - Rétention: 16 secondes - Expiration: 8 secondes.

CONCENTRATION: Sur le pranayama.

RÉSULTATS: Il purifie les conduits nasaux, agit sur le système nerveux, et prépare l'esprit pour la méditation.

∽

LESSON 6   **PART 3**

YOGA SUPERIEUR
Les récepteurs et les distributeurs
d'énergie (Chakras)

Dans la leçon précédente, nous avons souligné le rôle essentiel du corps éthérique de l'homme, le Microcosme.

Nous allons maintenant étudier le centre de pouvoir, ou Chakras. Ceux qui reçoivent et distribuent l'énergie. Dans le corps éthérique humain, différentes énergies circulent dans plusieurs points d'impact situés autour de sa ceinture. Ces points ont des noms différents. Dans la terminologie yogique, ils sont appelés *Chakras*, ou *Points de Lotus*. Selon les occidentaux, ils sont connus comme des centres psychiques.

Les centres psychiques chez les humains sont nombreux. Il n'est pas nécessaire de les connaître tous. La science yogique nous a révélé 72 000 *nadis*, ou centres nerveux psychiques. Cependant, le yoga Shastras ne traitent que de sept principaux (Satchidananda, S. 1978).

Il faut comprendre que la science yogique ne situe pas les sept chakras principaux dans le corps physique lui-même. Ils sont plutôt caractérisés comme centres psychiques dans le corps éthérique. Lorsque ces centres psychiques sont pleinement développés, le yogi obtient la maîtrise du corps. Voici les noms et les emplacements de ces centres psychiques:

En bas de la colonne vertébrale près de la région du sacrum se trouve le *Chakra de Muladhar*.

Dans la région lombaire se trouve le *Chakra du Swadhistan*.

Dans la région navale se trouve le *Chakra de Manipur*.

Le centre du cœur est l'emplacement de *Anahat Chakra*.

Le centre de la gorge est l'emplacement de *Vishuddha Chakra*.

Le centre entre les sourcils est l'emplacement *d'Ajna Chakra*.

Le sommet de la tête, le centre de la couronne est l'emplacement de *Sahasrara Chakra* ou *Brahmaranda*.

Dans la terminologie yogique, les chakras sont associés à la forme d'un lotus. En effet, les couleurs et les pétales correspondent à la qualité des énergies qui circulent dans les centres. Il est important de savoir que les chakras ne sont pas éveillés par le flot des énergies. Leur vitalité dépend plutôt du degré d'évolution spirituelle de la personne. Selon chaque étape spirituelle atteinte, le chakra particulier correspondant à cette étape spirituelle est éveillé et commence à envoyer des vibrations vers son centre à un rythme qui devient de plus en plus rapide. Il devient alors réceptif à l'énergie qui y coule. Dans d'autres cas, le chakra reste endormi et n'est pas synchronisé avec l'énergie vibrante qui pourrait l'animer. La zone du corps qui est contrôlée par elle reste dans un état léthargique.

Dans le corps de l'humain hautement développé spirituellement, tous les centres psychiques vibrent à un rythme raisonnable. Chez d'autres personnes ordinaires, la plupart des centres demeurent dans un état léthargique, et certains d'autres sont à peine réveilles.

Cependant, dans le corps d'un yogi hautement développé, tous les chakras vibrent en harmonie avec les énergies cosmiques. C'est pourquoi que tous les organes du corps physique sont bien alimentée par le flot cosmique, et le résultat est une parfaite santé physique et mentale. C'est grâce à cette parfaite harmonie physique et mentale que la pratique régulière du yoga supérieur vous conduira.

RELATION ENTRE LES CENTRES

Chaque centre inférieur est relié à un centre supérieur correspondant à celui-ci. Le centre de Muladhar est relié au Sahasrara. Ces deux centres (chakras) jouent un rôle majeur dans le concept de réalisation de soi. Nous allons l'expliquer dans une autre leçon.

Le centre du Swadhistan est relié au centre de Vishuddha. Pendant le processus de développement spirituel, le yogi contrôle l'énergie pranique jusqu'au centre de la gorge. Le yogi devient alors un créateur au niveau supérieur.

La région du nombril (centre de Manipur), qui est le centre émotion-nel où toutes les énergies brutes sont déchargées pour la transmutation, est liée au centre d'Anahat. La tâche la plus difficile pour les yogis est d'élever les énergies puissantes qui sont déchargées dans le centre de Manipur au centre d'Anahat.

Pour que cela se produise, il faut d'abord transformer les désirs phy-siques émotionnels en désirs spirituels supérieurs et universels. Ceci reste encore la prérogative de quelques sadhakas exceptionnellement doués et consistant. Cependant, comme le karma universel se dirige vers la purification, il deviendra un jour l'apanage de toute l'humanité.

Cette relation particulière entre les centres inférieurs et les centres supérieurs ne devrait pas supprimer dans notre esprit le fait que tous les centres sont reliés les uns aux autres. Par exemple, le centre Shahasrara dirige tous les autres centres. En ce qui concerne le centre Ajna - d'un certain stade de réalisation spirituelle, il devient un centre de synthèse.

Les centres sont interconnectés par certains canaux, ou des fils d'énergie qui sont plus importants que les fils d'énergie qui formaient les nadis. La substance qui forme ces canaux éthériques vient du prana planétaire. Nous étudierons prana et les nadis dans la leçon suivante.

Nous devons garder à l'esprit que dans les littératures yogiques, les nadis, ou tubes praniques, transmettent toutes les énergies, quel que soit le niveau dont elles proviennent, selon le degré d'évolution spirituelle de chaque personne. Les sept principaux centres vibrent aux énergies des sept rayons de vie du système solaire. Cependant, cela ne peut être vrai que pour les yogis les plus expérimentés. Dans la plupart des cas, certaines énergies provenant de la source solaire passent par les centres sans les vibrer et sans secouer les chakras endormis.

Dès que les chakras sont percés et animés par la puissance de la kundalini pranique, le sadhaka devient un être humain spirituellement éveillé. À ce stade, de nombreuses sphères conscientes avec de plus grandes zones de connaissance transcendantale sont accessibles. Le processus de l'évolution se développe vie après vie, jusqu'au jour où le centre coronal au sommet de la tête (Sahasrara chakra) manifestera enfin la gloire d'un être humain éveillé.

CHAPITRE IX

LE YOGA ET LE SYSTEME RESPIRATOIRE

D ans la science du yoga, le système respiratoire joue un rôle très important. Vous vous êtes familiarisé avec la science de la respiration et vous savez comment le prana est distribué dans les cellules du corps. Le prana qui est recueilli par le contrôle du pranayama est emporté par le sang et le système nerveux. Le prana est l'énergie vitale du système planétaire dans lequel tout être vivant est baigné. Sans prana, la vie ne peut pas être. Cependant, le prana ne peut être identifié ou comparé à l'oxygène atmosphérique. Il est considéré comme une énergie électromagnétique plus subtile que la composante chimique de l'air, qui est connue de la science.

Dans ce chapitre, nous traiterons le système respiratoire en fonction de la donnée réelle anatomique et physiologique. Cependant, nous n'oublierons pas de parler du prana, cette énergie électromagnétique que la science n'a pas encore découverte. Il ne peut être compris que par la pratique du yoga. Si vous pratiquez régulièrement la science du yoga, vous découvrirez bientôt le prana dans votre propre intérieur. Maintenant, étudions brièvement l'anatomie et l'aspect physiologique du système respiratoire, ce qui est très important de savoir dans la pratique du yoga.

LES ORGANES ET LE CHEMIN
DE LA RESPIRATION

Les organes respiratoires s'ouvrent sur le milieu extérieur par le nez. Dans la pratique du yoga, il est souligné que l'on doit respirer par le nez et non par la bouche, parce que les fosses nasales réchauffe l'air et empêche la poussière de pénétrer dans le système respiratoire.

Au point de vue yogique, l'équilibre du courant pranique dépend du bon maintien des fosses nasales. Cela justifie l'importance de la pratique alternative du pranayama. Après les fosses nasales, on trouve le pharynx et le larynx (organes vocaux), puis la trachée, qui est un tube supporté par quelques anneaux cartilagineux. L'artère trachéale est divisée en deux bronches. Les deux bronchites sont reliées aux poumons.

LES POUMONS

Les poumons se composent de deux masses spongieuses élastiques situées dans la cage thoracique. Le poumon droit a trois lobes et le gauche deux seulement. Le hile forme la totalité du poumon, où toutes les bronches et les vaisseaux sanguins pénètrent. Le poumon est entouré et protégé par une membrane appelée la plèvre (Emery, J. 2014).

Les poumons sont joints à la cage thoracique par la plèvre. Ce sont les mouvements de la cage thoracique qui attirent ceux des poumons. Les mouvements de la cage thoracique sont libérés par les muscles respiratoires, dont le plus important est le muscle du diaphragme, déjà étudié dans les leçons précédentes.

DURANT L'INSPIRATION: Dans la respiration yogique complète, les composantes de la respiration abdominale, médiane et supérieure agissent successivement avec le diaphragme, les muscles élévateurs des côtes, le pectoral et les muscles scalènes.

PENDANT L'EXPIRATION: Les mêmes muscles sont relâchés. Les muscles abdominaux transversaux, quand ils sont creusés au maximum, permettent le mouvement ascendant maximal du diaphragme et l'expulsion de l'air pollué des poumons.

La respiration est un acte qui peut être intentionnellement mis sous le contrôle de la volonté. C'est par le contrôle de la respiration que les yogis arrivent à maîtriser leurs organes internes. Cependant, la respiration naturelle ordinaire est totalement indépendante de la volonté ; pendant le sommeil, elle fonctionne automatiquement. La respiration automatique est un mouvement réflexe. La plupart des gens, à l'exception des yogis avancés, respirent inconsciemment. L'inspiration complète et l'expiration complète sont effectuées pendant la pratique du pranayama.

LA CAPACITÉ PULMONAIRE

Il est intéressant pour les étudiants du yoga d'avoir un peu de connaissances sur ce sujet. En respiration inconsciente normale, nous respirons et expirons environ 1,5 litre d'air. Dans la respiration yogique complète, nous respirons et expirons environ 3,5 litres d'air, ce qui est environ sept fois plus en volume que dans la respiration inconsciente. De là vient l'intérêt essentiel de la respiration yogique complètement contrôlée pour maintenir la santé et la vitalité de l'organisme. Après une expiration yogique complète, 1,5 litres d'air restent dans les poumons. C'est cet air restant qui permet de retenir la respiration avec les poumons vides. L'air résiduel dans les poumons assurera l'oxygénation du sang.

LA RELATION ENTRE LE SYSTÈME RESPIRATOIRE ET LE SYSTÈME CIRCULATOIRE DANS LE YOGA

Une étude détaillée de ces relations nous mènera plus loin que le cadre de ce livre. Nous allons seulement souligner quelques remarques essentielles. On distingue deux circulations: la circulation générale ou la grande, la circulation pulmonaire ou la petite. Les deux sont liés ensemble et passent par le cœur, l'organe central du système circulatoire. Les anciens sages étaient bien conscients de la relation entre le système respiratoire et le système circulatoire. La contraction rythmique du cœur n'est pas sous le contrôle de la volonté. Cependant, un yogi avancé qualifié est capable de ralentir ou accélérer les rythmes du cœur en contrôlant l'activité respiratoire. C'est l'un des objectifs de la science yogique du pranayama. Après une séance complète de pranayama nous pouvons constater que le nombre de pulsations a diminué. Il en est de même dans la rétention de la respiration avec les pleins poumons, et nous pouvons sentir le ralentissement immédiat du rythme cardiaque.

À l'institut de yoga de Lonavala près de Mumbai (Inde), ou ailleurs dans le monde, de nombreux tests scientifiques ont été effectués sur les yogis pour détecter les revendications de la thérapie de yoga sur le corps humain. L'électrocardiogramme a montré la véracité des actions yogiques sur le corps.

Le but pour les gens ordinaires n'est pas d'atteindre cette perfection yogique. Cependant, il est bon de savoir que dans ce domaine, il est possible d'obtenir des résultats positifs avec la pratique du yoga. Avec cette connaissance, on devrait être plus encouragé dans la pratique du yoga.

ॐ

LECON 7   PARTIE 2
LES ASANAS

POSTURE D'ÉLEVAGE DE L'ARBRES (Utthita-Vrikshasana)
EXÉCUTION: Debout, soulevez votre pied droit au genou. Attrapez-le de cette façon: avec la main droite prenant la pointe et la main gauche prenant le talon ; puis, à l'aide des deux mains, levez le pied droit lente-ment le plus haut possible, tout en maintenant l'équilibre sur la jambe gauche. Au début, il peut être difficile de garder l'équilibre. Vous ne devez pas plier le corps en avant ou plier le genou gauche. En pratiquant régulièrement, vous pourrez relever le pied jusqu'au centre de la gorge ou au menton. Tenez-vous à la posture aussi longtemps que possible, puis ramenez le pied vers le bas lentement et inversez la position des jambes.
CONCENTRATION: Sur l'équilibre physique et mental.
RESPIRATION: Elle doit être lente et superficielle.
RÉSULTATS: Excellente posture pour l'équilibre physique et mental. Elle apporte de la souplesse aux articulations du genou, et agit sur les glandes abdominales et les organes.

POSTURE DE FLEXION DES PIEDS (Kandapidanasana)
EXÉCUTION: Asseyez-vous au sol; joignez les pieds, talons l'un contre l'autre, comme dans *Goraksasana*. Attrapez les pieds ensemble avec les deux mains. Appuyez sur les pieds continuellement et lentement, puis essayez de les rapprocher de l'abdomen, tout en les élevant aussi haut que possible sans perdre votre équilibre. Les cuisses sont écartées au maxi-mum. Tenez-vous à la position aussi longtemps que vous le pouvez. Gardez le buste droit, respirez normalement, et après un certain temps, pliez les jambes en avant et prenez un temps de repos. Répétez la posture trois à quatre fois.
CONCENTRATION: Sur les muscles de la cuisse.
RESPIRATION: Régulière.
RÉSULTATS: Elle apporte de la souplesse aux articulations des genoux, des cuisses et des hanches.
POSTURE DES JAMBES PUISSANTES (Pada-Ugrasana)

La maîtrise de cette posture nécessite une longue pratique de tous les autres asanas de jambe.

EXÉCUTION: Assis sur le sol, séparer les jambes tendues autant que possible. Pliez le buste en avant et essayez ensuite d'amener le front le plus près possible du sol. Attrapez les orteils avec les bras tendus.

Au début, il peut ne pas être possible pour vous d'attraper les orteils, il vous suffit alors de garder les mains sur les jambes.

CONCENTRATION: Sur le plexus solaire.

RESPIRATION: Tout d'abord, inspirez puis expirez en vous penchant ; gardez la posture et retenez la respiration avec les poumons vides. Inspirez en remontant, puis expirez. Ensuite, tout en effectuant la posture, vous pouvez également respirer normalement.

RÉSULTATS: Elle donne de la souplesse à la colonne vertébrale et aux muscles internes du haut des cuisses. Cette posture masse la région de la glande thyroïde, rajeunit le système nerveux, et augmente la puissance digestive.

UNE VARIANTE DE LA POSTURE DE LA CHARRUE
(Halasana)

EXÉCUTION: A partir de la posture d'*Halasana* que vous avez déjà étudiée, étirez-vous plus loin sur la flexion du tronc, et gardez les jambes et les pieds droits. Au lieu de placer les bras à plat sur le sol, les plier et placer les mains derrière la tête.

RESPIRATION: Abdominal.

CONCENTRATION: Sur la glande thyroïde.

RÉSULTATS: La pression sur la gorge est plus puissante. La glande thyroïde est irriguée par du sang frais, et la colonne vertébrale devient plus souple.

LA POSTURE DE LA ROUE
(Chakra Asana)

EXÉCUTION: Agenouillé sur le sol, pliez le tronc vers l'arrière. Attrapez les chevilles avec les mains tout en gardant la tête courbée autant que possible, puis gardez les bras droits. Maintenir la posture aussi longtemps que possible, puis revenir lentement et plier vers l'avant avec le front sur le sol.

CONCENTRATION: Sur la région de la glande thyroïde.

RESPIRATION: Lente et régulière.

RÉSULTATS: Elle rend la colonne vertébrale plus souple, et agit sur les reins. Elle renforce et resserre les muscles abdominaux, et exerce une action puissante sur la trachée et le larynx.

LA POSTURE DU DAUPHIN (Matsyabhedanasana)

Cette posture est considérée comme la première à la réalisation de la *Shirshasana* complète ou la posture du poirier. En commençant par cette posture, vous obtiendrez presque les mêmes effets thérapeutiques de la position complète du poirier. Pour ceux d'entre vous qui se sentent prêts à essayer la posture complète, commencez par pratiquer derrière un mur pour éviter de tomber.

EXÉCUTION: Agenouillez-vous au sol, entrelacez les doigts des deux mains, puis placez la tête au milieu des mains entrelacées, qui vient maintenant derrière la nuque de la tête. Les coudes et les avant-bras reposent sur le sol. Soulevez les genoux, avancez lentement vers les coudes et allez aussi loin que vous le pouvez. Lorsque vous avez atteint le point où vous ne pouvez pas vous déplacer plus loin vers les coudes, vous devez tenir la position aussi longtemps que vous le pouvez. Pour tenter un poirier complet, lever une jambe vers le haut, qui doit être suivie par l'autre.

CONCENTRATION: Sur la tête.

RESPIRATION: Suivez votre respiration

RÉSULTATS: Cette asana irrigue le cerveau, la glande pinéale et l'hypophyse avec du sang frais. Elle augmente la puissance de la mémoire et la capacité cérébrale.

EXERCICES POUR LA PURIFICATION INTERNE (Kriyas)

Ces exercices internes pour la purification sont classés dans la littérature yogique entre les asanas et la respiration. Leur rôle est de masser les organes internes de l'abdomen et de revigorer les viscères.

RETRACTION ABDOMINALE (Uddiyan-Bandha Mudra)
EXERCICE 1

EXÉCUTION: Debout, séparez légèrement les jambes, puis placez les mains à plat sur les cuisses. Inspirez complètement, puis expirez complètement l'air des poumons, maintenez la respiration et inclinez le tronc vers l'avant. Tout en arrêtant le souffle, contractez l'abdomen vers l'intérieur autant que vous le pouvez. La paroi abdominale doit se rapprocher le plus possible de la colonne lombaire. Maintenez la contraction pendant quelques secondes, puis revenez à la position initiale et respirez normalement.

OBSERVATION:

1-Avant de se contracter dans l'abdomen au maximum, l'air doit être complètement expiré et le diaphragme soulevé.

2-En appuyant les mains sur les cuisses, vous pouvez augmenter la contraction abdominale.

CONCENTRATION: Lors de l'exercice.

RÉSULTATS: Il donne un puissant massage à la cavité des organes abdominaux, purifie et tonifie les viscères. Pratiquez l'exercice entre 3 et 6 fois.

EXERCICE 2: ÉLABORATION DE L'ABDOMEN.

Ce second Kriya a un effet plus puissant sur les organes supérieurs de la cavité abdominale. Pour le précédent surtout, il affecte les organes intérieurs de la cavité.

EXÉCUTION: Debout avec les pieds rapprochés, inspirez profondément. Placez les mains, les paumes et les doigts les uns contre les autres et expirez lentement. À la fin de l'inhalation, contractez les muscles abdominaux de bas en haut, tout en soulevant le diaphragme. Maintenez l'air quelques secondes, puis inspirez lentement et respirez normalement. Répétez cet exercice entre trois et six fois.

OBSERVATION: En appuyant les deux mains l'une contre l'autre, la possibilité de contraction est augmentée.

CONCENTRATION: Lors de l'exercice.

RÉSULTATS: Même résultat que dans l'exercice précédent.

CONSEILS: Ces deux Kriyas, s'ils sont exécutés de la bonne manière, ont un effet bénéfique énorme sur les organes abdominaux. Commencez la pratique de chaque exercice une fois et augmentez progressivement le nombre de tentatives.

CONTRACTION DE LA GORGE (Jalandhara-Bandha)

Cet exercice est également considéré comme un *Kriya*. Il peut être effectué en position debout ou assis. Nous allons le décrire en position assise.

EXÉCUTION: S'asseoir dans n'importe quelle posture confortable. Prenez une profonde inhalation, puis pliez lentement la tête en avant et expirez. Le menton est serré contre la région de la gorge. Tenir la contraction avec la respiration aussi longtemps que vous le pouvez, puis soulevez la tête en arrière tout en inhalant, et enfin respirez normalement.

OBSERVATION: Vous pouvez augmenter la contraction en appuyant fermement les mains sur les genoux.

CONCENTRATION: Au centre de la gorge (chakra Vishuddha).

RÉSULTATS: Tonifie les glandes thyroïdiennes, purifie complètement les poumons et purifie les passages médians du système respiratoire.

LA SCIENCE DE LA RESPIRATION (Pranayama)
ET LA RESPIRATION STIMULUS (Ujayi Pranayama)

EXÉCUTION: Prenez n'importe quelle posture assise confortable. Tout d'abord, videz complètement les poumons et inhaler par les deux narines pendant environ 8 secondes. Maintenez la respiration pendant 8 secondes, puis expirez par la bouche pendant 16 secondes tout en émettant un sifflement. Avant de commencer avec un autre cycle, videz complètement les poumons.

REMARQUES: Au début, il peut être difficile d'inhaler pendant 8 secondes. Vous pouvez commencer à inhaler lentement afin que les poumons ne se remplissent pas avant les 8 secondes.

RÉSULTATS: Il stimule les glandes endocrines.

LA RESPIRATION ALTERNATIVE DE PURIFICATION

À présent, supposons que vous êtes très bien informé sur la technique correcte de la respiration purificatrice simple. En ce qui concerne la respiration alternée, il est assez facile de la réaliser.

EXÉCUTION: Inhalez complètement à travers les deux narines, puis arrêtez le souffle quelques secondes tout en poussant le ventre. Fermez la narine droite et expirez l'air d'un coup par la narine gauche, et inspirez à nouveau à travers les deux narines. Fermez la gauche et expirez par la narine droite. Alternez la narine uniquement pour l'expiration. Pour terminer, répétez cet exercice trois fois dans chaque narine.

CONCENTRATION: Ce pranayama purifiera les voies de la narine, la gorge et les poumons. Après de nombreux exercices pranayama, vous devez prendre repos à Shavasana pour permettre au prana de se répandre sur les organes.

❧

LECON 7   **PARTIE 3**

YOGA SUPERIEUR
L'énergie vitale du Prana

C'est le moment de traiter plus en détail le prana, l'énergie vitale cosmique. La plupart des résultats thérapeutiques importants du yoga sont attribués à l'énergie pranique.

Prana est lui-même la vie cosmique et donc la vie de l'humain, dont l'être est dans le corps cosmique vital. Prana est l'énergie qui nourrit et soutient le microcosme humain de la vie. Elle peut être comparée au troisième aspect de l'énergie divine, qui est l'énergie divine du Saint-Esprit de Brahma.

Cependant, si l'on reçoit le prana des sources planétaires, la planète elle-même le reçoit du soleil, et le soleil le reçoit d'un complexe cosmique plus vaste. Ici, tout comme dans toute la création, nous pouvons la comprendre à partir de la grande loi cosmologique: « Ce qui est ci-dessus est juste comme ce qui est en dessous ; et ce qui est en bas est juste comme ce qui est en haut. »

Nous ne devrions pas penser qu'il n'y a qu'une seule manifestation de prana. Si le prana est en fait UNE ENERGIE, elle doit exister à différents niveaux qui correspondent aux différents niveaux de la création. Prana se manifeste dans le corps humain à travers les sept centres, ou chakras, pour développer le corps éthérique ou vital.

L'être humain nourrit la vie dans le corps avec prana et le corps physique lui-même avec la nourriture. De cela vient l'intérêt de la bonne nourriture dans le corps. Le prana entre également dans le corps par la respiration yogique ou les exercices pranayama et une alimentation appropriée. En plus de ces deux manières d'attirer le prana dans le corps, le yogi obtient l'accès à ses aspects les plus subtils par la méditation. L'éveil des centres psychiques permet au yogi de développer considérablement le corps éthérique, qui est en permanence baigné dans le prana cosmique. La pratique du yoga supérieur entraînera des énergies vibratoires plus élevées pour le yogi, accélérera l'évolution spirituelle, et assurera la santé physique du corps.

Nous avons précisé que le prana se manifeste dans le corps vital ou éthérique à travers les sept chakras. Il est conduit dans le corps éthérique par les nadis, qui sont considérés comme des fils d'énergie. Les nadis sont les partis soustractifs du système nerveux, et lui transmettent l'énergie vitale qui devient l'influx nerveux. Des millions de nadis forment des millions de ramifications nerveuses. Les nadis se croisent particulièrement dans les environs du plexus, mais on ne les considère pas comme étant le plexus matériel. Plus les fils du nadis sont serrés, plus le courant pranique peut circuler librement. Le système nerveux devient bien équilibré, résistant, et la santé physique est renforcée.

CHAPTER X

LE SYSTEME DIGESTIF

D ans le hatha yoga, le système digestif occupe la place la plus importante. La santé du complexe corporel entier dépend du processus digestif. Dans ce chapitre, nous allons étudier le rôle des organes digestifs.

1-LE SYSTÈME DIGESTIF:

La digestion se fait par le canal alimentaire. Dans la littérature yogique, il est également bien connu que la digestion commence dans la bouche et se termine dans l'anus. C'est pourquoi les yogis conseillent de manger lentement et de bien moudre la nourriture dans la bouche avant de l'avaler. Tout le tube digestif est bordé de muqueuses. Au sein de ces lignes sont contenues d'innombrables petites glandes sécrétant des sucs fermentés digestif ou des enzymes.

2-PREMIER PROCESSUS DE DIGESTION:

La première partie de la digestion dans la bouche est la réduction mécanique des aliments en fines particules afin que les enzymes digestives puissent agir sur chaque particule de nourriture. Pendant que le travail des dents est en cours, aidé par la langue, la nourriture se mélange avec la salive, qui active le système chimique de digestion. La salive est sécrétée par des glandes spéciales situées dans différentes parties de la bouche. Le flux de salive est induit par des actions réflexes telles que l'odorat, la vue, la pensée, la faim, etc. Entre les repas, seulement assez de salive est sécréter pour garder la bouche humide. Le liquide chimique ou enzyme qui est présent dans la salive est la ptyaline. Celle-ci agit uniquement sur l'amidon dans la nourriture, la transformant en sucre.

Si les glandes salivaires ne fonctionnent pas correctement, la première partie de la digestion n'est pas effectuée correctement. Beaucoup d'asanas de yoga, principalement ceux affectant la glande thyroïde, aideront les glandes salivaires à accomplir leur fonction et à envoyer la nourriture digérée dans l'estomac pour le processus suivant (Bess-Boss, A., et Edelberg, D. 2009).

3-DIGESTION DE L'ESTOMAC:

L'estomac est la portion la plus dilatée de tout le tube digestif. Il se trouve dans la partie supérieure de l'abdomen, juste en dessous du diaphragme. L'estomac est juste en dessous du cœur avec le diaphragme entre les deux. C'est pour cette raison que lorsqu'une condition de flatulence (formation du vent) est créée dans l'estomac, l'espace disponible pour le fonctionnement du cœur devient limité et une condition de palpitation peut se mettre en place. La pratique des asanas de yoga peut prévenir ou atténuer cette condition organique.

L'estomac est un sac très musclé et élastique chez les animaux herbivores ; c'est pourquoi il est capable de moudre les aliments. Chez les êtres humains adultes, il a une capacité pouvant allez de 1.5 à 2.5 litres de nourriture. Mais l'agrandir jusqu'à sa capacité maximale n'est pas à l'avantage du mangeur ; cela signifie manger la nourriture de demain aujourd'hui. En persistant dans cette habitude, il manquera plusieurs lendemains et donc raccourciras sa vie. Le sphincter pylorique empêche un passage rapide dans l'intestin grêle des aliments jusqu'à ce que la nourriture ait été suffisamment digérée.

Un estomac vide est contracté et ses membranes forment des plis. Comme la nourriture descend dans l'estomac, en passant par le sphincter, des mouvements doux commencent. Les ondes de contraction se déplacent jusqu'au fond, afin d'attendre l'extrémité pylorique de l'estomac par son étroit passage. Les ondes successives se produisent à des intervalles d'environ 20 secondes. Les aliments sont désintégrés et bien mélangés avec les sucs gastriques. Après un temps suffisant de mouvements d'onde, le sphincter pylorique se relâche pour permettre à de petites quantités d'aliments digérés d'entrer dans la première partie des intestins connue sous le nom de duodénum, mais aucun élément solide ne sera autorisé à passer. Si par erreur une pièce solide passe vers le bas, le sphincter se contracte soudainement et provoque un mal de ventre. Cela pourrait devenir plus rare si la mastication est devenue une habitude et si des asanas sont régulièrement pratiquées. Différents types d'aliments de différentes longueurs ont besoin de temps pour être digérés. Par exemple, un léger repas végétarien peut prendre entre 2 et 3 heures pour être digéré, tandis qu'un repas lourd avec beaucoup de viande peut prendre plus de temps pour faire le même travail. Un tel processus de digestion prolongée peut stresser l'organe interne en augmentant leur travail et donc contribuer au processus de vieillissement prématuré du corps.

a) LE DUODENUM - La première partie de l'intestin grêle, d'environ 25 centimètres, s'appelle le *duodénum*. Celui-ci est d'une très grande importance dans le voyage digestif. C'est dans cette partie que le conduit du foie, après s'être combiné avec le conduit du pancréas, rejoint le canal alimentaire principal. La nourriture entre dans cette partie dans un état presque liquéfié, appelé le chyme.

b) LE PANCREAS - Le pancréas est un organe glandulaire étroit et long, situé derrière le bord inférieur de l'estomac. Son conduit s'unit à celui du foie et rejoint le duodénum à environ 7 centimètres au-dessous du sphincter pylorique. Le pancréas a deux sortes de sécrétions, externes et internes. Les sécrétions externes sont celles qui se jettent dans le duodénum avec les sécrétions du foie. La sécrétion interne est l'insuline, qui est utile dans le métabolisme des glucides.

c) LE FOIE - Le foie est le plus grand organe glandulaire du corps. Il a deux grandes sections, appelées les lobes droit et gauche. Le travail principal du foie est de filtrer le sang s'écoulant dans le tube digestif avant qu'il se propage au reste du corps. Attaché à la sous-surface du foie, un petit stockage pour la bile appelée la *vésicule biliaire*. Parfois, des cailloux peuvent se développer dans la vésicule biliaire, et s'ils ne sont pas capables de passer naturellement à travers l'urine, une intervention médicale pourrait être nécessaire pour les enlever. Il est connu que les asanas de yoga régulier qui massent la zone du foie pourraient aider à la prévention des calculs de la vésicule biliaire.

4-LE PETIT INTESTIN:

L'intestin grêle est la partie continue du duodénum. Il est petit en section transversale, mais a un très long cheminement pour transporter la nourriture dans un but digestif. Sa longueur est d'environ 6.5 mètres. C'est ici que commence l'absorption. Les graisses digérées, en tant que liquide laiteux alcalin, passent de l'intestin grêle à travers le système lymphatique, puis vers la circulation sanguine, et finalement se retrouvent dans un seul canal appelé le conduit thoracique.

En dépit du fait que les sécrétions dans l'estomac et l'intestin sont acides, les organes digestifs restent toujours vivants et ne sont pas affectés par les acides. Cependant, lorsque la concentration d'acide augmente et qu'il n'y a pas de matière alimentaire pour agir sur le système digestif, l'intestin ou l'estomac devient la proie des acides. La pratique régulière des asanas du yoga et pranayama renforce les muscles abdominaux, purifie le sang, et peut donc réduire l'acidité de l'estomac.

Les intestins sont en mouvement constant pour le mélange et pour la propulsion. La présence de nourriture en soi fournit le stimulus pour cette activité propulsive. Le taux de péristaltisme est d'environ 2.5 centimètres en une minute. Il faut donc environ six heures pour que la première partie de la nourriture atteigne l'extrémité de l'intestin grêle, bien qu'elle ne soit pas considérée comme la fin de la digestion. Le reste de la matière doit se déplacer, et toute la matière doit également traverser le gros intestin.

5-LE GRAND INTESTIN:

L'entrée du gros intestin est gardée par une bande spéciale de muscles connue sous le nom de *muscles valve du sphincter* qui sépare l'intestin grêle du gros intestin. Sa fonction est de limiter le reflux du contenu colique dans l'iléon ou la section finale de l'intestin grêle.

Dans le yoga nous considérons les intestins comme les grands moteurs dans l'usine de l'estomac. C'est là que tous les processus chimiques ont lieu pour maintenir le fonctionnement du corps entier. C'est pourquoi la qualité de l'apport alimentaire est importante pour assurer la bonne digestion et l'entretien des organes sains dans le système. Le but du yoga est de maintenir un corps sain avec un esprit sain.

❧

LECON 8   **PARTIE 2**

LES ASANAS
Le Grand Geste Symbolique
(Maha Mudra)

Cette posture avec ses variantes est aussi appelée Mudra, en raison de ses aspects ésotériques.

PREMIERE POSTURE

EXÉCUTION: Assis sur le sol avec les deux jambes droites. Pliez la jambe droite et placez le pied près du périnée avec l'autre jambe restant tendue. Placez les deux mains sur le sol près des genoux avec le buste dressé. Prenez une profonde inspiration et pliez lentement le buste en avant autant que vous le pouvez. La tête est basse avec le menton appuyant sur la poitrine. Maintenez la position avec les poumons vides quelques secondes, puis revenez en arrière, tout en inspirant. Répétez l'exercice trois à six fois de chaque côté, après avoir inversé la position de la jambe.

CONCENTRATION : Au centre de la gorge.

RÉSULTATS: Elle renforce le dos et les muscles du cou, renforce la glande thyroïde, et donne la souplesse aux jambes et aux muscles de la cuisse.

RESPIRATION: Comme indiquée dans la posture.

DEUXIÈME POSTURE (Variante)

EXÉCUTION: Asseyez-vous dans la même position que dans l'asana précédente avec les jambes droites. Pliez la jambe gauche près du périnée et maintenez la jambe droite tendue. Prenez une profonde inhalation et pliez le buste vers l'avant. Attrapez le pied droit et encercler le avec les deux mains. Maintenez la position avec le poumon vide pendant quelques secondes, et revenez en arrière tout en inspirant et en inversant la position des jambes. Répétez l'exercice trois à six fois de chaque côté.

CONCENTRATION: Sur la glande thyroïde.

RESPIRATION: Comme indiqué avec l'asana précédente, mais afin de tenir la posture un peu plus longtemps, vous pouvez renoncer à la rétention et respirez normalement.

RÉSULTATS: Les mêmes que dans la première posture, mais augmente les effets sur la colonne vertébrale.

POSTURE COMPLÈTE DU LOCUST (Purnashalabhasana)

EXÉCUTION: Placez votre ventre à plat sur le sol, les pieds rapprochés l'un de l'autre et les bras droits le long du corps. Mettez un poing sous le tronc. Prenez une inspiration tout en soulevant les jambes aussi hautes que possible. Maintenez la position et la respiration, puis revenez en arrière en expirant. Répéter l'exercice trois à quatre fois et prenez un temps de repos dans la position initiale.

CONCENTRATION: Sur la colonne lombaire.

RESPIRATION: Comme indiqué avec la posture.

RÉSULTATS: Exerce une action puissante sur les muscles de la région lombaire

POSTURE D'ETIREMENTS DES JAMBES À L'HORIZONTAL (Hasta-Padangushthasana)

EXÉCUTION: Debout dans une position détendue, redressez votre jambe droite, soulevez-la horizontalement et prenez-la avec votre main droite. Pliez le bras gauche derrière le dos. Vous êtes maintenant debout sur une jambe. Essayez de maintenir votre équilibre et de rester dans la posture aussi longtemps que vous le pouvez. Après un certain temps, redressez la même jambe vers l'arrière, puis la maintenir aussi haut que possible tout en restant dans la même position. Et enfin, ramenez-la au point de départ. Changez la position des jambes et des bras puis répétez l'exercice autant que vous voulez de chaque côté.

CONCENTRATION: Lors de l'exercice.

RESPIRATION: Lente et normale. Lorsque vous déplacez la jambe, faites-le avec le rythme de la respiration.

RÉSULTATS: Elle renforce les muscles des cuisses, travaille sur les articulations, et développe le sens de l'équilibre.

LA POSTURE DU HÉROS (Virasana)

Cette asana est exécutée principalement pour pratiquer différents *Bhandhas* (verrous).

EXÉCUTION: Asseyez-vous sur le sol, pliez la jambe droite et placez le pied sur le milieu de la cuisse gauche. Pliez la jambe gauche, la croisez sur la jambe droite et laissez le pied gauche reposer sur le milieu de la cuisse droite. Vous êtes maintenant assis dans la posture de la jambe à demi croisée ou *Padmasana*. Placez les deux mains à plat sur les cuisses, et pliez le menton contre l'encoche jugulaire (sous la gorge). Expirez complètement l'air et creusez l'estomac en retenant la respiration. Pour rendre le bandha plus précis, pliez le corps un peu vers l'avant et laissez reposer son poids sur les mains.

CONCENTRATION: Sur le *chakra de Manipur*, situé au nombril.

RESPIRATION: Comme indiqué dans la posture.

RÉSULTATS: C'est une excellente posture qui stimule et masse la partie abdominale interne.

LA POSTURE DU DIAMANT INVERSE (Supta Vajrasana)
PREMIERE POSTURE

EXÉCUTION: Assis sur le sol entre les jambes, déplacez le buste vers l'arrière avec l'aide des mains, puis gardez les doigts entrelacés sur le ventre. Gardez sur le sol les omoplates, les fesses et la partie avant des pieds avec les jambes. La tête repose également sur la nuque. Maintenez la posture aussi longtemps que vous le pouvez, puis respirez normalement. Enfin, avec l'aide des mains, revenir à la position initiale.

CONCENTRATION: Sur les intestins.

RESPIRATION: Lente et normale.

RÉSULTATS: Cette posture agit énormément sur les organes digestifs. Elle aide à soulager les problèmes de constipation, affecte les pieds, les genoux, les jambes, les articulations et les muscles.

VARIANTE (Deuxième posture)

EXÉCUTION: A partir de la même position de départ de la première posture, au lieu de vous asseoir entre les jambes, maintenez-les près de l'une de l'autre, puis pliez-vous vers l'arrière à l'aide des coudes et des mains.

Tout le corps repose maintenant sur le front ; les jambes et les pieds sont à plat sur le sol. Les fesses sont levées et les mains reposent sur les cuisses. Respirez normalement et maintenez la posture aussi longtemps que vous le pouvez, puis, avec l'aide des coudes et des mains, revenez en avant à la position de départ.

CONCENTRATION: La même.

RESPIRATION: Lente et normale.

RÉSULTATS: La même que dans la posture précédente, mais elle affecte les glandes thyroïdiennes et renforce la colonne lombaire.

LA SCIENCE DE LA RESPIRATION (Pranayama)
KAPALABHATI PRANAYAMA

Cet exercice pranayama est conçu pour enlever *Kapha* (impuretés) des voies respiratoires. Sa technique telle que décrite dans le *Hatha* Yoga *Pradipika* inclut des inhalations rapides comme le soufflet d'un forgeron.

EXÉCUTION: Mettez-vous dans une posture assise confortable, maintenir l'anus et le bassin contractés. Les expirations rapides sont faites l'une après l'autre sans permettre à la poitrine de se dilater ou de se contracter sensiblement. Chaque expiration est provoquée principalement par une contraction soudaine des muscles abdominaux, ce qui provoque le recul des viscères abdominaux en exerçant un effet sur le diaphragme, qui s'élève dans la cavité thoracique, expulsant de l'air des poumons par le nez. Ceci est immédiatement suivi d'une relaxation des muscles abdominaux, provoquant la descente du diaphragme dans la cavité abdominale, et permettant à un air de se précipiter dans les poumons par le nez à la suite de cette descente du diaphragme. Ensuite, une autre expiration est faite sans perdre de temps. L'ensemble du processus est répété plusieurs fois.

CONCENTRATION: Gardez les yeux concentrés sur la pointe du nez, et le menton est placé contre l'encoche jugulaire (sous la gorge).

RÉSULTATS THÉRAPEUTIQUES: Comme on le croit traditionnellement, il rend les voies respiratoires libres d'impuretés. Il apporte une aide très précieuse dans l'augmentation de sa capacité à retenir la respiration dedans ou dehors.

BHRAMARI PRANAYAMA (Le Bourdonnement de l'abeille)

EXÉCUTION: Asseyez-vous dans n'importe quelle posture confortable. Faites d'abord une expiration profonde, suivie d'une inspiration ; puis expirez l'air lentement à travers les deux narines tout en imitant le son de l'abeille dans le centre de la gorge (avec le menton placé contre l'encoche jugulaire). Prenez une autre inspiration profonde et puis expirez lentement l'air de la même manière. Répétez le cycle plusieurs fois autant que vous le pouvez et puis prendre un repos.

CONCENTRATION: Concentrez l'attention sur le centre de la gorge (chakra Vishuddha) et écoutez le son qui sort de la gorge.

RÉSULTATS THÉRAPEUTIQUES: Il contribue au développement de la concentration mentale. Il purifie le canal de la gorge de l'excès de flegme.

❧

LECON 8   PARTIE 3
YOGA SUPERIEUR
La Technique du Kriya Yoga

Ce kriya yoga que nous sommes sur le point d'enseigner est très différent du Kriya Yoga couramment connu, qui a pour but de nettoyer les organes internes par des processus de nettoyage exotérique. Bien que le mot *kriya* ait des significations différentes, cela signifie vraiment pratiquer, guérir, agir, accomplir un rite purificateur ou un rite expiratoire. Dans le kriya yoga que nous allons décrire, le mot est utilisé dans le sens ésotérique subtil du yoga. Il est également utilisé dans le sens de mudras, ou des gestes symboliques. Les exercices de hatha yoga purifie et prépare le corps pour la compréhension du kriya yoga. Dans le hatha yoga, les mouvements sont effectués volontairement avec la puissance des membres, qui sont sous le contrôle du Yogi. Alors que dans le kriya yoga ésotérique, les mouvements, qui sont maintenant appelés mudras, se produisent automatiquement. Le Yogi ne fait que suivre le mouvement du prana dans le corps. L'éveil du prana est connu sous le nom de *Prana Uttana*. Cette étape est l'une des étapes les plus difficiles dans le yoga. C'est aussi une étape dans le Hatha Yoga, où la pratique devient sans effort et plus agréable; et sans elle, aucune vraie expérience divine n'est possible.

Comment réveiller le prana dans le corps?

Cette grande bénédiction de l'éveil du prana dans le corps peut se produire dans des circonstances différentes. La première étape est la préparation du corps physique par une pratique régulière d'asanas et de pranayamas. Outre ces dernières, il faut avoir une sincère soif profonde pour la connaissance spirituelle. Quelqu'un qui par son karma positif possède une grande sensibilité artistique et mystique est le mieux qualifié pour réveiller cette énergie.

Habituellement, il pourrait y arriver par un contact divin avec un maître yogi, et c'est la meilleure preuve disponible pour un sadhaka sincère de découvrir dans son propre corps l'authenticité d'un vrai gourou ou non. Parce qu'un maître sans son prana éveillé n'est pas un vrai maître.

Le mot gourou signifie « celui qui peut dissiper les ténèbres dans le cœur du disciple méritant » en donnant sa grâce en transférant une dose de son propre énergie prana développée dans le corps éthérique du disciple. A partir de ce stade de l'éveil, le disciple ne devrait plus avoir de doutes sur la connaissance du gourou, parce que l'étudiant devrait maintenant être prêt à expérimenter la connaissance du yoga dans son propre corps. En d'autres termes, sa foi est maintenant basée dans le travail de la shakti dans son propre corps et pas nécessairement dans le gourou.

Cependant, si le pratiquant a encore des doutes après la manifestation concrète de cette mystérieuse force divine dans son propre corps, cela signifie qu'il a des doutes, sur l'existence même de ses propres battements de cœur. Ceci peut est une indication que l'ego est encore très fort qui peut lui faire penser qu'il ou elle a vu Dieu, et que le gourou n'est plus nécessaire. S'il est incapable de calmer le feu de l'ego, l'éveil du prana divin s'éteindra bientôt sans rien produire. On peut dire qu'il est comparable à une graine qui a été semée sur le sol apparemment préparé, mais pour des raisons inconnues ne développe pas ou produit une croissance atrophiée.

Un maître puissant a la capacité d'éveiller le prana par contact direct - par le toucher, par la poignée de main, par la pensée, ou simplement par un coup d'œil. Vous pouvez également obtenir le réveil de votre prana par un disciple du maître qui, lui-même, est éveillé. Il est comme une bougie allumée qui peut allumer une autre bougie. Cependant, la qualité et le degré de l'éveil dépendront de qui il est reçu. Si vous avez étudié les mathématiques avec un simple professeur d'école élémentaire, vous ne pouvez pas vous attendre à obtenir les mêmes connaissances si vous aviez étudié avec un professeur d'université de troisième cycle. Votre développement spirituel peut dépendre de la qualité de la « semence pranique », qui a été communiquée dans votre corps éthérique. Après le réveil, le sadhaka a besoin de la direction continue du maître pour développer sans danger la shakti.

Il a été dit dans le chapitre précédent que prana est la première force de vie primordiale. Ainsi, un maître rare qui a cette force vitale éveillée et très développée dans le corps représente en effet la manifestation matérielle du prana sur la terre. Quand un maître communique son propre prana à quelqu'un, il a donné à cette personne une partie de sa propre vie mystique. Donc, plus une intégration harmonieuse peut être établie entre la shakti du disciple et celle du maître, mieux cela est dans l'intérêt du disciple. Le souhait de tous les maîtres yogiques authentiques est de transférer le prana à autant de sadhakas que possible, de sorte qu'une lumière spirituelle plus réelle peut éclairer les endroits sombres du monde.

Prana peut être plus facilement réveillé dans le corps des jeunes. Plus le corps physique est jeune, plus il est apte à recevoir la descente de prana. Quand le prana est réveillé, tout le corps devient spiritualisé et la foi dans un Être Suprême s'accroît au cœur du sadhaka.

LA MANIFESTATION DE PRANA

Pour des raisons ésotériques, nous ne sommes pas en mesure de donner tous les détails de la manifestation du prana dans le corps. Nous ne donnerons que l'essentiel pour attirer votre attention sur lui. Après tout, c'est une expérience personnelle qui ne sera utile qu'à celui qui l'éprouve.

Habituellement pour effectuer les exercices de hatha yoga vous avez besoin de l'aide de votre volonté. Parfois, la volonté n'est pas assez forte pour vous aider à suivre régulièrement la discipline, à vous lever tôt le matin et à commencer la pratique. En kriya yoga, puisque les mouvements sont effectués automatiquement, vous n'avez plus besoin de l'aide de la volonté ordinaire. La volonté divine du gourou à l'intérieur de vous-même prendra la relève.

Pendant la pratique, tout ce qui est caché dans votre subconscient va ressortir. Vos talents artistiques vous seront révélés. Vous allez chanter, danser, rire et pleurer. Selon votre propre tendance compatissante, vous pourriez sentir l'amour universel dans votre coeur (l'amour du Christ). Vous comprendrez le sens de toutes les religions. Vous aurez confiance en vous-même. Plus vous restez humble dans votre cœur avec le plein respect pour le mystérieux réveil de la shakti dans votre corps, plus vous progresserez spirituellement.

La pratique du yoga sera un plus grand plaisir pour vous. Après l'avoir pratiqué régulièrement, volontairement, vous vous abandonnerai ensuite au prana pour faire le travail subtil pour vous. C'est la meilleure façon de purifier le corps physique et le corps éthérique.

Si la grâce du maître est toujours sur vous, par votre sincérité et vos bonnes actions, vous pourrez accéder aux étapes avancées du yoga. Un obstacle à garder à l'esprit en kriya yoga est l'EGO. Parfois, après quelques mois ou quelques années de pratique, un sadhaka avec un ego fort peut sentir qu'il n'a plus besoin du gourou et commencer à se comporter comme son propre gourou. Le résultat est que ce sadhaka ne pourra jamais accéder aux stades supérieurs du *Raja Yoga*, et tôt ou tard, il évoluera dans des directions différentes. Dans tous les Upanishad de yoga, les *rishis* ont toujours averti les sadhakas au sujet du danger de l'ego. Nous trouvons un avertissement semblable dans l'enseignement de Jésus-Christ, quand il dit à ses disciples: « Si vous ne restez pas comme des enfants, vous n'aurez jamais accès au royaume de mon Père. »

Le stade Prana Uttana est très difficile à obtenir pour celui qui ne lui convient pas. C'est aussi la première étape nécessaire dans le yoga supérieur. Sans elle, il n'y a pas de véritable yoga, qui conduit au chemin de la réalisation de soi.

Cependant, pour l'égoïste et le sadhaka égocentrique qui n'a pas surmonté le problème du moi, persister dans l'aventure du kriya yoga ésotérique pourrait conduire à la folie. Nous avons entendu parler de pratiquants qui rapportent des hallucinations visuelles et auditives incontrôlables conduisant à l'anxiété et aux troubles mentaux. La pratique du kriya yoga ne devrait pas conduire à des symptômes de schizophrénie, à moins que l'élève ait un désir diabolique d'abuser de la connaissance.

En Inde, sur mille moines (sanyasi), il est très difficile d'en trouver un qui ait vraiment une connaissance du kriya yoga ou qui a le prana éveillé dans le corps. Cette connaissance est transmise du guru au disciple. Et si vous avez un gourou qui n'est pas réveillé, alors comment pouvez-vous vous attendre à vous réveiller ? La lumière ne peut venir que d'une source lumineuse et non des ténèbres. Pour des détails approfondis, si vous sentez que vous avez un désir d'être éclairé, alors vous devriez chercher un maître éclairé qui vous guidera sur ce chemin.

CHAPITRE XI

LES POSTURES (LES ASANAS)

Dans cette leçon, nous allons commencer par l'étude de certaines asanas plus avancées. Nous ne pouvons pas dire à l'avance quel pratiquant peut facilement réussir telle ou telle asana. Cela dépend de la constitution morphologique du corps de chaque pratiquant, de la pratique et de la flexibilité naturelle des membres. Parfois, un pratiquant peut facilement réussir à maîtriser une asana difficile et échouer dans une très simple. Précisons qu'il existe trois étapes dans la maîtrise d'une posture:

1-Vous devez apprendre à bien la faire.

2-Vous devez être en mesure de la tenir un certain temps.

3-Vous devez être complètement détendu tout en maintenant la posture.

LA POSTURE DE L'ARBRES PIEDS JOINTS
(Ardha-Baddhapadma-Vrikshasana)

EXÉCUTION: Cette posture est effectuée à partir de la seconde posture de l'arbre. Debout, pliez la jambe gauche, l'attrapez avec les mains et la placez sur la cuisse droite avec la semelle vers le haut. Tournez le bras gauche derrière la hanche et attrapez les orteils du pied gauche. Essayez de maintenir votre équilibre et ne vous penchez pas vers l'avant. Tenez la posture aussi longtemps que possible puis ramenez la jambe vers le bas et inversez la position.

CONCENTRATION: Sur l'équilibre mental et physique.

RESPIRATION: Lente et régulière.

RÉSULTATS: Réalise un puissant travail sur les articulations du genou et développe le sens de l'équilibre.

VARIANTE DE LA POSITION DE JAMBE HORIZONTALE-ÉTRIER
(Hasta-Padangushthasana)

EXÉCUTION: Elle s'effectue de la même manière que la posture horizontale des jambes. La seule différence est que les mains attrapent les orteils du pied opposé.

Debout, pliez la jambe gauche et attrapez les orteils avec la main droite. Gardez la jambe et le bras le plus droit possible en position horizontale. Placez la main gauche derrière le dos vers la région lombaire. Tenir la posture le plus longtemps possible sans remuer. Après un certain temps, changez de jambe et inversez la position.

CONCENTRATION: Sur l'équilibre physique et mental.

RESPIRATION: Lente et régulière

RÉSULTATS: Elle apporte de la souplesse aux hanches, les muscles postérieurs de la cuisse, et augmente le sens de l'équilibre physique et mental.

LA POSTURE DU LION (Simhasana)

EXÉCUTION: Asseyez-vous sur les talons, croisez les chevilles l'une sur l'autre. Les genoux reposent sur le sol. Gardez les mains serrées sur les genoux avec les bras droits. Prenez une profonde respiration à travers les deux narines. Expirez l'air par la bouche tout en tirant la langue autant que possible. Augmentez le mouvement en appuyant sur les poings sur les genoux, et gardez le menton vers le bas. Le buste est dressé et maintenez la langue quelques secondes. Répétez cet exercice trois à quatre fois. Lentement abandonnez la position et détendez vos jambes.

CONCENTRATION: Au centre de la gorge.

RESPIRATION: Tout comme décrit avec la posture.

RÉSULTATS: Elle exerce une action puissante sur la gorge et les amygdales qui sont lavés par l'afflux du sang.

TROISIÈME VARIANTE DE LA POSTURE DE JANUSHIR
(Janushirasana)

EXÉCUTION: Asseyez-vous avec les jambes tendues, pliez la jambe droite et placez la plante du pied près de la cuisse gauche. Vous êtes dans la posture de l'étudiant. Maintenant pliez lentement vers la jambe droite, puis attrapez votre jambe gauche avec la main gauche ; le coude touche le sol. Passez le bras droit sur la tête et attrapez les orteils de la jambe gauche avec la main droite. Tenez la posture aussi longtemps que possible. Après un certain temps, quittez la posture lentement et inversez la position.

CONCENTRATION: Sur la colonne vertébrale.

RESPIRATION: Lente et régulière.

RÉSULTATS: Elle apporte de la souplesse aux muscles postérieurs de la cuisse et affecte les muscles du tronc et les articulations du genou. Elle exerce également une puissante action sur les organes abdominaux internes, le pancréas et les glandes surrénales.

LA POSTURE DE L'OBSERVATEUR (Prekshasana)

EXÉCUTION: Allongez-vous sur le ventre et placez les mains près des épaules. Les pieds sont droits et proches l'un de l'autre. Montez le corps lentement; les bras sont tendues et prenez seulement appui sur les doigts et les orteils. Répétez l'exercice de 4 à 6 fois, et chaque fois que vous soulevez le corps, maintenez la position de quelques secondes.

CONCENTRATION: Sur l'axe vertébral.

RESPIRATION: Rythmiquement.

RÉSULTATS: Cet exercice agit sur les orteils, les doigts et les muscles pectoraux. Il contribue également à développer le contrôle sur le corps.

LA POSTURE DU PIED SOLITAIRE (Ekapadashirasana)

EXÉCUTION: Asseyez-vous sur le sol avec les deux jambes droites. Pliez la jambe gauche et attrapez la cheville gauche avec les deux mains. Le bras gauche est hors du genou gauche. Poussez la jambe et la cuisse gauche vers l'arrière jusqu'à ce que l'arrière du genou vienne reposer sur l'épaule gauche. La jambe gauche est alors parallèle au sol. La jambe droite repose tendue sur le sol. Gardez les mains jointes derrière le dos. La pression du bras gauche sur le dos permet de maintenir une position horizontale de la jambe gauche. Tenez la posture aussi longtemps que vous le pouvez, puis changez de jambe et inversez la position.

CONCENTRATION: Sur la posture.

RESPIRATION: Lente et régulière.

RÉSULTATS: Elle apporte de la souplesse aux hanches, aux articulations, et de la force aux muscles des épaules.

LA POSTURE DE L'OISEAU (Khagasana)

EXÉCUTION: Allongé sur le ventre, pliez les jambes et attrapez les orteils. Soulevez-les en tirant doucement et essayez d'amener les talons près des fesses. Dans le même temps, relevez la tête et le buste aussi haut que possible. Les genoux sont séparés l'un de l'autre et les coudes sont en position verticale. Tenir la posture aussi longtemps que possible, puis prendre un temps de repos dans la position de départ.

CONCENTRATION: Lente et régulière.

RÉSULTATS: Elle augmente la flexibilité des genoux et des articulations de la cheville. Elle peut prévenir les rhumatismes dans les articulations ; elle renforce également la glande thyroïde et les muscles du dos.

LA SCIENCE DE LA RESPIRATION (Pranayama)

Le pranayama que nous allons décrire est l'un des pranayama les plus importants de la littérature yogique. Au début, il doit être exécuté avec soin et ne doit pas être fait de manière excessive.

LE PRANAYAMA DU SOUFFLET (Bastrika)

Ce pranayama est exécuté de manière bruyante; c'est pourquoi il est appelé le pranayama soufflant. En effectuant ce pranayama, vous devriez sentir un courant accru de prana entrant dans le corps éthérique, ce qui peut produire une petite sensation de vertiges. Cela vous montrera l'efficacité du pranayama. Après l'avoir exécuté quelques fois, prenez du repos en shavasana.

EXÉCUTION: Asseyez-vous dans une posture confortable, gardez la colonne vertébrale droite, et prenez une inhalation profonde et expiration selon la procédure de la respiration complète. La différence est dans le rythme, qui est court et rapide. Vous ne devez pas vous soucier du temps de comptage de l'inspiration et de l'expiration.

Répétez l'exercice dix fois, ce qui signifie: dix inspirations et expirations. À la onzième fois, prenez une inspiration profonde, maintenez la respiration quelques secondes, puis expirez lentement. Vous pouvez, si vous le souhaitez, effectuez le cycle trois à quatre fois.

CONCENTRATION: Sur le rythme respiratoire.

RÉSULTATS: Il soulève le courant de prana dans le corps. Il réchauffe le corps et nettoie le système respiratoire.

৯

LECON 9   PARTIE 2

YOGA SUPEIEUR
Les Obstacles Possibles dans la Méditation
et Comment les Eviter

De nombreux obstacles peuvent survenir sur la route de l'étudiant qui a commencé à pratiquer la méditation sans discrimination. Avant de commencer sérieusement la pratique de la méditation, il faut obtenir des conseils appropriés d'un gourou qualifié et les règles de Yama-Niyama doivent être appliquées.

Cependant, l'étudiant qui pratique la méditation ordinaire pour plus d'une demi-heure par jour n'a rien à craindre, car dans cette phase préliminaire les vibrations générées par l'esprit ne sont pas assez puissantes pour générer des expériences transcendantes.

Les obstacles peuvent survenir sur la route d'un sadhaka débutant qui pratique de longues heures de méditation avec de forte concentration, s'il n'est pas guidé ou n'a pas de connaissances approfondies.

Nous ne conseillons pas à un pratiquant qui n'est pas encore capable de rencontrer un gourou de pratiquer n'importe quel type de méditation seul dans une pièce. S'il ou elle le souhaite, il doit être en groupe, où les courants de vibration sont partagés et moins concentrés sur le corps éthérique.

Pendant la pratique de la méditation profonde, certains puissants courants d'énergie sont libérés du champ cosmique et envahissent les centres psychiques (les chakras) du sadhaka. Les chakras transmettent les énergies au système nerveux, aux glandes endocrines et aux cellules nerveuses du corps. Le système nerveux, les glandes et tout le complexe du corps doivent pouvoir s'adapter et résister à l'invasion de telles puissantes énergies. L'ajustement du corps ne peut être ralenti que progressivement. La pratique régulière du hatha yoga et un mode de vie modéré qui devraient préparer le corps et l'esprit à affronter ces étapes dans la méditation. Il est important pour l'étudiant dans la phase initiale, d'observer attentivement les réactions psycho-physiologiques dans la méditation.

LA RÉACTION MENTALE – Pour approcher la région supérieure où le contact est possible avec l'esprit supérieur, le sadhaka doit calmer les vagues de la pensée inférieure. Apaiser le mental est l'une des étapes les plus importantes dans le processus de méditation; comment l'obtenir?

On ne peut réussir que par des exercices réguliers correctement effectués avec soin. Une intervention violente de la volonté n'est pas souhaitable. Il ne peut produire qu'une inhibition qui aura un effet direct sur le cerveau physique et conduira à la fatigue ou la somnolence.

Après la méditation, on ne devrait pas se sentir fatigué. Si cela arrive, cela signifie que vous mettez beaucoup de stress quelque part. Vous devez toujours observer votre état physique après la méditation. Cependant, au début, puisque les nerfs et les muscles n'ont pas encore été nettoyés, un peu d'inconfort après la méditation est tout à fait normal et vous ne devriez pas vous inquiéter.

Essayez d'apprendre à apaiser les pensées mentales par certains exercices qui devraient être effectués à la même heure dans un endroit calme. Pendant ce temps, vous devez maintenir un corps détendu, respirer lentement, et contrôler le corps émotionnel. Vous ne devriez pas oublier que le mental ne devrait pas dominer les corps émotionnel et physique de manière à les anéantir. La vérité est dans le bon ajustement des trois corps inférieurs - physiques, mentaux, émotionnels - qui devraient devenir un instrument divin à la disposition de l'esprit qui lui permettra d'atteindre chaque étape acquit.

LES RÉACTIONS EMOTIONNELLES – L'humain commun de notre temps est polarisé dans le corps astral ou émotionnel, également appelé corps sensuel. Le contrôle de ce corps est particulièrement difficile à obtenir. Chez la plupart des gens, le corps sensuel est devenu un avec le physique, et le physique obéit automatiquement à ses injonctions. Le vrai yogi est celui qui a détaché le corps physique du sensuel et qui a placé le corps sensuel directement sous le contrôle de la force divine de la kundalini shakti.

LES RÉACTIONS PHYSIQUES – Nous avons dit que la pratique de la méditation attire une grande quantité d'énergie cosmique dans les chakras et par conséquent libère des courants élevés d'énergies magnétiques dans le corps physique.

Une autre réaction physique et mentale qui peut arriver au sadhaka égoïste qui essaie d'éveiller les chakras par une respiration yogique spécialement exagérée pour obtenir un pouvoir physique (*siddhis*) est la folie. Cependant, pour le sadhaka sincère qui pratique la méditation seulement pour l'avancement et la liberation spirituel n'a rien à craindre sur son chemin. Il ou elle est divinement protégé, et sera récompensé par une rencontre éventuelle avec le gourou.

De plus, l'étudiant qui pratique la méditation sans observer les règles, au lieu d'obtenir de la sérénité peut se sentir agité, impatient et nerveux. Cet étudiant devrait alors abandonner la méditation et pratiquer le karma yoga et le hatha yoga afin de purifier le corps et l'esprit.

Note sur kundalini shakti: C'est notre première allusion dans ce livre à ce sujet. Nous avons essayé d'éviter ce sujet qui peut être enseigné seulement et directement à un sadhaka approprié par un yogi gourou accompli.

CHAPITRE XII

UNE VIE NATURELLE
Le secret de la santé et de la longévité

Les yogis préfèrent vivre dans des endroits où la nature est verdoyante, où il y a beaucoup d'arbres, d'air frais et d'eau propre. Dans ces endroits, ils sont en communication permanente avec la nature et les vibrations cosmiques. Ils sont pleinement conscients de la vie qui est en tout; c'est pourquoi ils ne tuent rien, et ils respectent la vie sous toutes ses formes. Ils aiment exposer leurs corps à l'air, aux rayons salutaires du soleil, à l'eau douce des rivières et de la mer. Ils préfèrent pratiquer le yoga et la méditation dans les zones boisées profondes, où l'oxygène le plus pur est disponible et pour mieux attirer les énergies cosmiques.

La forêt, la nature et les fleurs ont une influence bénéfique sur la santé. Ils constituent un réservoir inépuisable de paix et de vitalité. Chaque fois que vous avez la possibilité de vous éloigner des villes et des endroits encombres, profitez du moment pour partir et recharger le corps et l'esprit. Vous trouverez dans la nature un ami fidèle.

Certains endroits sont plus bénéfiques pour la santé humaine que d'autres, comme les stations de montagne, les stations balnéaires et les forêts de pins. Si vous avez la chance d'être dans ces endroits, prenez n'importe quelle occasion pour pratiquer le pranayama. Sur le bord de la mer, vous avez aussi librement à votre disposition un des quatre éléments naturels connus par les anciens sages et qu'ils ont utilisé dans leur cure thérapeutique naturelle ; le sable chauffé par le soleil, dont ils croient en la capacité de soulager les rhumatismes. L'eau de mer est la meilleure thérapie pour régénérer le corps. L'air salubre chargé d'ozone et d'iodure vivifie les organismes. Le soleil apporte vitalité aux cellules du corps sous forme de prana.

Vous devriez souvent utiliser les cadeaux gratuits de la nature. Cependant, le soleil doit être utilisé parcimonieusement, car il est bien connu que trop d'exposition aux rayons du soleil pourrait être nocif pour la santé. En effet, il faut prendre un bain profond dans la nature et l'aimer sincèrement. Elle aussi, comme le dit le poète, la nature vous aime et vous invite. Elle vous offre sa symphonie changeante au rythme des saisons. Essayez de pénétrer ces mystères avec un cœur plein d'amour. Un jour, votre âme mélangera sa note avec la chanson cosmique

SANTÉ ET LONGEVITE

Le problème de la longévité a toujours intrigué l'humanité. Pendant tous les siècles passés, les médecins, les alchimistes et les magiciens ont cherché le secret suprême qui était censé prolonger la vie. Des mélanges de poudres, de sel, d'élixirs secrets de longue vie et d'eau de jouvence ont été mis à la disposition des gens crédules, sans aucun résultat significatif. Aujourd'hui, la science moderne recherche toujours la pilule magique qui, selon eux, peut prolonger la vie au-delà de l'espérance de vie normale. Nous sommes souvent bombardés avec des annonces sur les nouvelles découvertes de produits de santé prometteurs, de corps jeune et une longue vie.

Si la moyenne de la vie humaine a augmenté, principalement dans les pays développés, c'est essentiellement en raison de meilleurs soins de santé. Cependant, nous ne comptons plus ceux qui sont frappés par la maladie entre quarante et cinquante ans. Bien que le nombre de centenaires aient augmenté, la qualité de vie de ces gens n'est pas très souhaitable.

En effet, la possibilité de vivre une vie longue et saine au-delà de 100 ans est réelle. Dans les pays occidentaux comme dans les pays asiatiques, nous pouvons lire dans les vieilles Ecritures des cas extraordinaires de longévité (Babyloniens, Grecs, Romains, Indiens et Chinois). Dans la Bible, nous avons trouvé un assez grand nombre de patriarches qui sont censés avoir vécu entre 700 et 900 ans (Genèse 3:15). Si nous avons des doutes à leur sujet, nous ne pouvons pas ignorer le cas de Moïse, un personnage historique qui aurait vécu 120 ans ; et qui à cet âge a été capable de monter le mont Nebo (Genèse 33.2). Même aujourd'hui, au plus profond des Balkans, dans les pays du Caucase et dans la haute région himalayenne tibétaine, des personnes proches de l'âge de Moïse ou au-delà ont été signalées (Collison, D. 2006). Il y a beaucoup de documentaires sur la durée de vie de 140 ans ou plus des Hunza, une tribu vivant profondément dans l'Himalaya. On pourrait affirmer que le corps humain a été créé pour vivre au moins un siècle, à condition de bien le maintenir.

Grâce à la pratique du yoga holistique régulière, vous avez la possibilité de maintenir la jeunesse des organes du corps. Par son influence sur toutes les grandes fonctions organiques et surtout sur le système nerveux et la glande endocrine, le yoga peut aider à maintenir en parfait état le corps humain et étendre la qualité de vie. L'usure des différents organes peut être retardée au maximum, et les maladies peuvent être vaincues par la vitalité des organes physiologiques.

Il est évident que si les battements du cœur sont ralentis, le cœur durera plus longtemps. Si le régime alimentaire est pur et bien équilibré, les vaisseaux sanguins subiront moins de modifications. Si le système nerveux est calme et sans stress, le sadakha maîtrisera la vieillesse. Si la colonne vertébrale reste souple, l'énergie vitale se répandra mieux. Si la respiration est complète, l'oxygénation du sang sera toujours optimale, et les cellules du corps seront renouvelées correctement.

Selon les yogis, le secret d'une longue vie est caché dans la façon dont nous respirons. La respiration apporte la vie et si elle s'arrête, la mort viendra. Quand une personne vient dans ce monde, enseigne les yogis, il ou elle a un certain nombre de souffles à effectuer. Si l'on respire trop vite, la vie sera raccourcie. Au contraire, si l'on apprend à contrôler le souffle, la durée de vie sera prolongée. Dans ce chapitre, il vous a été donné le secret de la longévité, et pour votre propre bénéfice essayer de l'expérimenter en vous-même.

ॐ

LECON 10   PARTIE 2
LES ASANAS

LA POSTE STORIQUE (Vakasana)

Pour effectuer cette posture, il est nécessaire de posséder une assez grande souplesse de la colonne lombaire et des muscles postérieurs de la cuisse, ce que vous devriez avoir à cette étape.

EXÉCUTION: Debout, les pieds les uns contre les autres, et gardez les bras le long du corps. Prenez une inspiration profonde; lentement pliez le buste vers l'avant, tout en expirant jusqu'à ce que le front touche les genoux, si possible. Attrapez les chevilles des deux pieds et maintenez la position le plus longtemps possible. Tout en maintenant la posture, respirez normalement afin de rester en elle pendant une plus longue période. Puis, inspirez, revenez à la position de départ et respirez normalement. Répétez l'exercice 3 à 4 fois.

CONCENTRATION: Sur la région lombaire.

RESPIRATION: Comme indiqué dans la posture.

RÉSULTATS: Elle rend la colonne lombaire plus souple et renforce les muscles postérieurs des cuisses. Elle exerce également une action puissante sur les organes abdominaux et les glandes endocrines, et irrigue le cerveau avec du sang frais.

GOKARNASANA (La posture de l'oreille de vache)

EXÉCUTION: Couché sur le dos avec les jambes droites, les bras le long du corps, pliez la jambe droite, attrapez les orteils du pied droit avec la main droite et étirez lentement la jambe droite, et le bras droit, jusqu'à ce qu'ils deviennent droits à plat le plancher. Maintenant, la jambe droite est censée être perpendiculaire avec la gauche, et forme environ un angle de 90 degrés avec la jambe gauche. Gardez le bras droit tendu et plat sur le sol dans aligné avec la jambe gauche. Tenir la posture aussi longtemps que vous le pouvez et essayer de garder votre dos plat sur le sol. Après un certain temps, abandonnez la posture et inversez la position.

CONCENTRATION: Sur la posture.

RESPIRATION: Lente et régulière.

RÉSULTATS: Cette posture renforce la souplesse des muscles postérieurs des cuisses et des muscles latéraux des troncs.

LA POSTURE DE RÉALISATION (Muktasana)

Cette posture a deux variantes.

POSTURE 1

EXÉCUTION: Assis sur le talon gauche avec la jambe pliée sous les fesses, attrapez le pied droit et placez-le sur la cuisse gauche. Le plat du pied est tourné vers le haut et les deux genoux sont à plat sur le sol. Gardez le buste dressé, les mains reposant sur les genoux. Restez dans la position aussi longtemps que possible. Après un certain temps, inversez la position des jambes.

CONCENTRATION: Sur le *chakra Anahat* (sur la région du cœur).

RESPIRATION: Normal et régulier.

RÉSULTATS: Il s'agit d'une posture d'équilibre physique et psychique. Elle régularise le courant nerveux dans le corps, ce qui est favorable à la pratique de la médiation et du pranayama.

POSTURE 2

EXÉCUTION: Depuis la première posture, nous avons décrit comme ceci : le talon gauche est sous les fesses et le pied droit repose sur la cuisse gauche. Attrapez le poignet derrière le dos avec l'autre main. Inspirez profondément et lentement, pliez le buste vers l'avant en expirant. Touchez le sol avec le front si possible et maintenez la respiration. Ensuite, après quelques secondes, venez avec une inspiration et respirez normalement. Répétez cet exercice trois fois de chaque côté.

CONCENTRATION : Sur le *Ajna Chakra* (entre les sourcils).

RESPIRATION: Comme indiqué avec la posture.

RÉSULTATS: Elle améliore la flexibilité de la colonne lombaire, des articulations des chevilles et des genoux. Elle affecte également les organes abdominaux et active le courant de prana dans le chakra Ajna.

LA POSTURE DU SOULEVEMENT POSTÉRIEUR TENDU
(Utthita-Sarvangasana)

EXÉCUTION: S'asseoir au sol avec les jambes courbées les unes à côté des autres. Attrapez les gros orteils avec deux doigts de chaque main. Étirez les jambes, les bras, et restez assis seulement sur les fesses. Le front doit être proche des genoux. Essayez de garder votre équilibre et de tenir la posture aussi longtemps que vous le pouvez. Répétez l'exercice 3 à 4 fois et puis prendre un temps de repos dans la position de Shavasana.

CONCENTRATION: Sur l'équilibre dans la posture.

RESPIRATION: Régulière.

RÉSULTATS: Cette posture agit puissamment sur les muscles abdominaux latéraux du tronc et la colonne lombaire. Les organes de la cavité abdominale, ainsi que les glandes endocrines sont régénérés. Le sens de l'équilibre physique et psychique est augmenté.

VARIANTE DE LA DEMI-POSTURE DE MATSYENDRA
(Ardha-Matsyendrasana)

EXÉCUTION: Assis sur le sol, la jambe gauche courbée et le talon près des fesses. Pliez la jambe droite et croisez-la sur la cuisse gauche. Le pied droit est maintenant à plat sur le sol près du genou gauche. Retournez le bras droit derrière le dos et attrapez si possible le pied droit avec la main droite. Passez le bras droit sur l'avant du genou droit et attrapez le genou gauche avec la main gauche. Tenir la posture aussi longtemps que possible, puis inverser la position. Répétez l'exercice trois fois de chaque côté.

CONCENTRATION: Sur la colonne vertébrale.

RESPIRATION: Lente et régulière.

RÉSULTATS: Cette posture peut corriger la scoliose ; elle agit sur les ganglions du système sympathique. Elle agit sur le foie, le pancréas et les intestins.

LA POSTURE DE LA TORTUE (Kurmasana)

EXÉCUTION: S'asseoir sur le sol. Les jambes et les cuisses sont écartées le plus possible. Pliez la tête et le buste. Pressez les bras sous les cuisses et redressez-les derrière. En appuyant fermement les bras et les mains sur le sol, la flexion vers l'avant augmente et la tête se rapproche du sol. Tenir la posture aussi longtemps que vous le pouvez tout en respirant lentement. Après un certain temps, abandonnez la posture et prenez du repos. Répétez l'exercice 3 à 4 fois.

CONCENTRATION: Sur la glande thyroïde (le centre de la gorge).

RESPIRATION: Lente et superficielle.

RÉSULTATS: Elle offre une flexibilité à la colonne vertébrale, surtout à la région lombaire. Elle renforce également les ganglions sympathiques, massages de la glande thyroïde, revigore le système nerveux, et augmente la fonction digestive.

POSTURE DU CHAMEAU (Ushtrasana)

Cette posture ressemble à la posture d'arc que nous avons déjà étudiée; cependant, elle est un peu plus difficile.

EXÉCUTION: Allongés sur le ventre, pliez les jambes l'une sur l'autre ; les pieds sont croisés sur les fesses. Croisez les bras derrière le dos et attrapez les pieds. Le bras droit attrape le pied gauche, et le bras gauche attrape le pied droit. Prenez une inspiration profonde et soulevez la tête et le buste vers le haut, tout en s'étendant sur les pieds. Les genoux sont au-dessus du sol. Restez dans la posture et maintenez la respiration aussi longtemps que possible avec les poumons vides. Après un certain temps, libérer la tension, descendre et expirez sans renoncer à la position.

CONCENTRATION: Sur la posture.

RESPIRATION: Comme décrit dans la posture

RÉSULTATS: Elle renforce la colonne vertébrale, le dos et les muscles du trapèze. Elle stimule la glande endocrine, le pancréas et les glandes sexuelles. Elle agit aussi sur le foie et les reins, et corrige certains défauts des ovaires.

LA SCIENCE DE LA RESPIRATION (Pranayama)

La série pranayama qui sera enseignée dans cette leçon et dans les leçons 11 et 12 est utile pour purifier les nadis avant la pratique de la méditation. Cependant, les étudiants qui ne sont pas intéressés à la méditation peuvent les laisser de côté et ne pratiquer que ceux précédemment enseignés. Leurs pratiques peuvent produire certains effets spirituels et psychologiques puissants qui pourraient vraiment être bénéfiques pour un étudiant, mais seulement si l'on suit les règles du yoga supérieur.

LA RESPIRATION EN TRIANGLE (Tribhuja Pranayama)

EXÉCUTION: Ce pranayama est exécuté au rythme du 12-12-12. Asseyez-vous dans n'importe quelle posture confortable, inspirez pendant 12 secondes, et maintenez la respiration 12 secondes, tout en se concentrant sur le chakra Ajna. Expirez complètement pendant 12 secondes et respirez normalement. Répétez cet exercice autant de fois que vous le souhaitez, sans exagérer.

CONCENTRATION : Sur le Ajna Chakra (entre les sourcils).

REMARQUES: L'inhalation doit être très lente pour durer pendant 12 secondes. Dès le début de l'inspiration, vous devriez prendre tous les soins pour vous protéger, et le reste suivra automatiquement.

LA RESPIRATION SATURÉE (Atisikta Pranayama)

EXÉCUTION: Asseyez-vous dans n'importe quelle posture confortable, prenez une inspiration profonde, mais d'une façon particulière, en secousse. Inspirer l'air de façon régulière, mais lentement, jusqu'à ce que les poumons deviennent remplis d'air. Cette inhalation est constituée d'une succession de petites inspirations, chacune séparée avec une courte rétention. Lorsque les poumons sont remplis d'air, retenez la respiration selon votre propre capacité, entre 12-16 ou 24 secondes. Puis expirez des deux narines le plus lentement possibles.

CONCENTRATION: Pendant la rétention sur le Chakra Ajna.

৯২

LECON 10   PARTIE 3
YOGA SUPERIEUR
L'importance de la respiration
dans la transformation spirituelle
(La vie et la respiration yogique)

Nous avons déjà dit que la santé parfaite est la condition fondamentale pour réussir avec la pratique de la méditation et pour avancer plus loin sur le chemin spirituel. La respiration contrôlée, qui conduit à la rectification des fonctions physiologiques et vitales, est indispensable pour le sadhaka afin de maintenir un corps apte à des expériences supérieures.

Dans ce court chapitre, nous explorerons un peu plus loin les effets physiologiques de la respiration contrôlée. Nous examinerons les pranayamas de base que vous utiliserez la plupart du temps. Voyons ce que sont ces pranayamas:

La respiration complète et profonde - La respiration rythmique - La respiration alternée- Le pranayama avec rétention de la respiration.

Notre première vérification est la suivante : La respiration normale ordinaire apporte une ventilation pulmonaire réduite, tandis que les pranayamas que nous avons cités ont augmenté considérablement le volume d'air inspiré et expiré.

L'inspiration normale apporte environ 0,5 litre d'air dans les poumons, tandis que l'inspiration profonde complète apportera un maximum de 2 litres, ce qui signifie beaucoup plus que l'inspiration normale. De même, l'expiration totale expulse une grande quantité d'air par rapport à l'expiration normale.

Par la pratique du pranayama, une ventilation pulmonaire considérable se produit dans le corps, ce qui entraîne des effets bénéfiques pour l'ensemble du corps. L'afflux d'air dans les poumons produit un afflux d'oxygène (le gaz vital), qui porte la vie aux cellules du corps.

C'est à travers l'hémoglobine du sang que se forme le circuit gazeux de la respiration, dans lequel l'oxygène extérieur vient modifier la composition interne du corps et permet à la vie de se développer. De la même manière, les déchets gazeux internes sont déchargés à l'extérieur pour permettre une nouvelle venue d'énergies de matières fraîches.

L'ensemble du processus se fait à un rythme comparable au flux et au reflux de l'océan et aux grands rythmes cosmiques. La respiration yogique complète agit directement sur la circulation sanguine par la modification des pressions intra-thoraciques et intra-abdominales. L'inspiration provoque une diminution de pression dans la cage thoracique et augmente la pression dans la cavité abdominale, tandis que l'expiration fait le contraire. Quelques courants sanguins sont produits dans la direction opposée de ces influences, qui activent ainsi la circulation du sang dans le corps.

La respiration yogique profonde a également une influence sur la nutrition. Elle régularise le degré d'acidité gastrique et alcaline intestinale. Elle permet également la combustion normale de l'hydrate carbonique, les graisses, et leur utilisation correcte dans l'organisme. Certaines vitamines ont besoin d'oxygène en quantité suffisante pour être utilisées correctement dans le corps. Pour cela, les pranayamas yogiques peuvent servir cet objectif.

Les glandes endocrines, principalement la thyroïde, sont régénérées par un grand afflux d'oxygène. La glande thyroïde qui régularise le métabolisme basique du corps peut être réajustée par la pratique régulière de la respiration yogique complète. Cette respiration influence aussi la glande surrénale et la production d'hormones sexuelles (Schaeffer, M.R. et al. 2014).

Ce court discours, dans le cadre des connaissances médicales actuelles, vous montre comment les pranayamas que nous transmettent les anciens maîtres yogis sont favorables au maintien de la santé, condition essentielle à la découverte de soi.

LE SOUFFLE ET L'ESPRIT SAINT

L'homologie existant entre le souffle et le l'esprit saint constitue la grande découverte des anciens sages. Dans toutes les grandes doctrines ésotériques, l'importance du souffle a été soulignée. Selon la tradition, c'est en méditant sur le souffle que le Bouddha Gautama a été éclairé. C'est pour cette raison que nous allons maintenant étudier les effets spirituels du pranayama, après avoir traversé ses effets psycho-chimiques et physiologiques.

Sur un plan inférieur, pranayama influence et modifie la vie du corps. De même, elle modifiera aussi, à un niveau supérieur, les véhicules subtils du corps. Il existe une relation étroite entre le souffle et diverses techniques psychiques qui modifient la longueur du souffle. Par conséquent, pendant la méditation, de telles techniques provoquent une transformation de différents états conscients. De même que la vie est la manifestation de différents états conscients, c'est toute la vie d'un être qui se transforme par l'effet du pranayama.

Examinons les trois phases successives de la respiration consciente chez l'homme. Tout d'abord, nous inspirons et expirons l'air planétaire, et remplissons les poumons et tout l'être avec le prana. Nous recevons alors la vie divine à tous les niveaux.

Dans une deuxième phase, nous retenons le souffle et nous nous concentrons sur l'intérieur du moi, la force divine ou le prana divin. C'est la période d'équilibre entre les deux phases: l'inspiration et l'expiration. Pendant cette rétention, nous sommes en plein équilibre avec notre être tout entier, en réalisant le contact avec l'âme et en recevant les énergies subtiles du véritable moi intérieur. Cette synergie est le résultat de la concentration puissante et de la méditation profonde, qui donne accès au monde supérieur du dessus. Enfin, dans une troisième phase, l'adepte, par le processus de l'expiration, a libéré le moi de la tension des forces accumulatrices et les a restituées au champ cosmique.

CONCENTRATION MENTALE SUR LA RESPIRATION

La concentration mentale est une méthode simple pour régler l'esprit et permet au pratiquant d'aller plus loin vers différents stades supérieurs de concentration, de méditation et de visualisation. Dans ces postures confortables telles que Sukhasana Padmasana, l'adepte se prépare par le calme corporel à cette concentration profonde.

Le pratiquant effectue différents pranayamas tout en essayant d'isoler la durée d'inspiration, de rétention et d'expiration. Il ou elle compte attentivement les différentes périodes tout en chassant toutes les pensées négatives de l'esprit. Dans le même temps, il doit visualiser et créer l'image dans l'esprit tout en respirant l'air par les narines. Il suit aussi le rythme pulmonaire, l'extension et la compression des poumons, et les mouvements du diaphragme qui rythmiquement s'abaisse et se soulève. La conscience entière de l'adepte s'identifie mentalement et biologiquement avec l'action respiratoire.

À la fin, le pratiquant visualise l'afflux de prana avec le souffle. Il ou elle voit aussi se mouvoir dans les nadis l'énergie subtile qui répand et dynamise les chakras du corps éthéré, accumulant ainsi les forces divines dans le corps.

Par la pratique régulière de ces techniques, le pratiquant s'apprête à accéder à des stades supérieurs différents, mais en même temps il vitalise son corps éthérique et pacifie le mental, où le calme, la joie et la paix viennent l'habiter en permanence.

LA RESPIRATION COSMIQUE

Cette respiration est aussi une étape dans l'initiation du yoga supérieure et ne peut pas être entièrement révélée. Au point de vue humain, elle peut être comparé avec le grand air vital qui anime l'univers.

Il y a quatre tempos: inspiration, rétention de la respiration (avec les poumons pleins), expiration, et rétention de la respiration (avec les poumons vides). Il y a aussi une respiration semblable avec rétention, que nous étudierons dans la 12ième leçon. La différence dans la respiration cosmique est justifiée par l'activité réalisée au cours des deux tempos de rétention. Elle est complétée par une méditation profonde et un air supérieur est ajouté aux mouvements simples de départ du prana.

Dans la rétention supérieure, l'adepte est conscient des énergies divines qui s'écoulent dans le corps. Dans la rétention inférieure (avec les poumons vides), elle restaure ces énergies sur un plan matériel et participe ainsi au processus de l'évolution.

CHAPITRE XIII

L'ACTION DU YOGA SUR LA COLONNE VERTEBRALE

C elui qui pratique régulièrement la science psycho-physiologique du yoga que nous avons décrite devrait devenir son propre médecin. Les asanas, le pranayama, la concentration mentale et la méditation ont une puissante influence progressive sur l'organisme humain, qui maintient ou restaure la santé.

Dans cette leçon, nous examinerons les effets mécaniques des asanas sur la colonne vertébrale. Bien sûr, le yoga est une technique entière ; les pranayamas et la concentration ne seront pas oubliés et devraient travailler ensemble avec les asanas.

La colonne vertébrale joue un rôle essentiel dans le complexe humain. Elle constitue le cadre du corps qui soutient la tête et la cage thoracique. Il supporte l'action gravitationnelle, qui a tendance à pousser le corps sur le sol. Il contient et protège la moelle épinière. Des trous de conjugaison formés par les vertèbres, sortent les nerfs qui portent l'afflux magnétique vital aux organes.

De là, nous n'avons plus à préciser comment l'état de la colonne vertébrale a une influence sur la santé du corps. Nul besoin d'être un ostéopathe qualifié pour maintenir ce fait. Il suffit de jeter un coup d'œil à un croquis du rachis pour être immédiatement convaincu. Tout au long de l'axe vertébral sortent les commandes nerveuses, qui forment le système sympathique. Les deux chaînes des ganglions constituant les nerfs brachiaux sont situés des deux côtés de la vertèbre près d'eux. Il est évident que toute détérioration vertébrale a une répercussion sur les nerfs, et par conséquent sur le système nerveux orthosympathique lui-même. C'est pourquoi l'ostéopathie est un système de médecine qui énonce une théorie selon laquelle les troubles musculo-squelettiques affectent d'autres parties du corps et peuvent être à la racine de nombreux troubles qui peuvent être corrigés par diverses techniques de manipulation manuelle (Gevits, N. 2004).

Maintenir la colonne vertébrale en bon état physiologique est l'une des conditions essentielles d'une excellente santé. Comparé à d'autres techniques ou thérapies invasives, le yoga est une intervention naturelle. À mesure que nous vieillissons, le disque intervertébral commence à perdre sa souplesse. Il devient plus dur et plus mince. Les ligaments sont lentement usés; les muscles spinaux perdent leur élasticité. Surtout chez les personnes sédentaires, la colonne vertébrale a tendance à se resserrer, ce qui peut accentuer la courbure naturelle. Avec la pratique régulière du yoga, un tel processus est beaucoup retardé. La plupart des asanas agissent sur la colonne vertébrale et aident à la maintenir ou à lui redonner son élasticité.

Les mouvements lents effectués dans les asanas provoquent un énorme travail des disques, qui apporte élasticité et vitalité. L'étirement dans les postures rend les ligaments et les tendons musculaires souples. Les nerfs qui sortent des trous de conjugaison sont renforcés et redressés. Les artères, les veines et les capillaires qui nourrissent le complexe vertébral sont maintenus dans un bon état physique. La circulation sanguine s'améliore et peut maintenir les articulations vertébrales plus échauffées. Les os sont eux-mêmes nourris de sang frais et restent forts et vivants.

Avec la pratique régulière des asanas, la colonne vertébrale maintiendra son élasticité même pendant la vieillesse, comme on peut le voir dans les corps de vieux yogis indiens en Inde. Le yoga a également un effet curatif, comme il a été rapporté par de nombreux praticiens du yoga. Enfin, nous pouvons dire que la science du yoga a montré que la pratique quotidienne de yoga holistique avec une alimentation appropriée peut retarder considérablement le processus de vieillissement chez certaines personnes.

∾

LECON 11   PARTIE 2
LES ASANAS

Nous poursuivons cette leçon avec des postures plus avancées. Habituellement pour les exécuter facilement, elles nécessitent une assez longue pratique. Par conséquent, vous ne devriez pas être trop pressé de prendre une posture difficile si vous pensez que vos membres ne sont pas prêts. Il est essentiel que vous procédiez avec soin et avec perspicacité, afin d'éviter d'endommager tout ligament.

POSTURE DE LA DEMI-JAMBE (Ardha-Padasana)

EXÉCUTION: Agenouillé sur la jambe droite fléchie, attrapez le pied gauche et placez-le fermement sur la cuisse droite. Aidez-vous avec les doigts de la main droite tendue sur le sol pour la recherche de votre équilibre. Le genou gauche est sur le sol, et tout le corps est soutenu par les genoux et le pied plié sur le sol. Continuez à chercher votre équilibre, et essayez de garder la colonne vertébrale aussi droite que possible. Placez les deux mains pliées au niveau de la poitrine (sous forme de prière), et restez dans la position aussi longtemps que possible. Respirez normalement, et après un certain temps, inversez la position des jambes.

CONCENTRATION: Sur votre équilibre dans la posture.

RESPIRATION: Il suffit de suivre votre respiration tout en maintenant votre équilibre.

RÉSULTATS: Elle aide au développement maximum de l'élasticité des genoux, chevilles, et augmente le sens de l'équilibre physique et mental.

POSTURES SUR LES DOIGTS DE PIEDS

PREMIERE POSTURE

EXÉCUTION: Agenouillé sur la pointe des orteils, étirez la jambe droite vers l'avant avec les deux mains parallèles sur le sol. Essayez de maintenir l'équilibre tout en étant assis sur la pointe des orteils, et de garder la posture aussi longtemps que vous le pouvez. Après un certain temps, inverser la position.

CONCENTRATION: Sur votre équilibre dans la posture.

RESPIRATION: Suivez votre respiration.

RÉSULTATS: Il s'agit d'une asana bénéfique pour l'équilibre mental et physique.

SECOND POSTURE

EXÉCUTION: Agenouillé sur la pointe des orteils, attrapez le pied gauche et placez-le sur le genou droit. Vous êtes maintenant assis sur les orteils du pied droit. Recherchez votre équilibre et essayez de rester inébranlable, et dès que vous le pouvez, placez les deux mains pliées au niveau de la poitrine. Après un certain temps, inverser la position. Répétez l'exercice trois fois sur chaque jambe.

CONCENTRATION: Sur la posture.

RESPIRATION: Lente et régulière.

RÉSULTATS: Comme dans la première posture.

LA POSTURE DU LOTUS (Padmasana)

Si vous avez pratiqué régulièrement les postures de jambe précédentes, vous avez une meilleure chance de réussir tout de suite celle-ci. Cependant, vous ne devez pas forcer les membres si les articulations sont encore raides. Habituellement cette asana est tout un défi pour les Occidentaux qui ne sont pas habitués à s'asseoir sur le sol ou à se croiser les jambes. Cependant, avec un peu de patience et de persévérance, un jour, vous devriez être en mesure de l'exécuter facilement.

EXÉCUTION: Assis sur le sol, pliez la jambe droite et placez le pied droit sur la cuisse gauche avec l'aide des deux mains. Ensuite, pliez soigneusement la jambe gauche, la croiser sur l'autre, le pied reposant sur la cuisse droite. Gardez la colonne vertébrale verticale et le buste dressé. Laissez les deux mains se reposer sur les genoux, puis détendre tout le corps. Restez dans la position aussi longtemps que vous le pouvez, puis inversez la position, et ensuite étendre les jambes et prendre du repos en *Shavasana*.

CONCENTRATION: Sur le *chakra Anahat*, près du centre du cœur.

RESPIRATION: Suivez simplement la respiration.

Note: Tous les exercices *pranayamas* peuvent être pratiqués dans cette posture.

RÉSULTATS: C'est la posture clé des yogis pour la pratique de la méditation. Elle donne la stabilité au corps et l'équilibre à l'esprit. Elle tonifie les nerfs des jambes et des cuisses. Elle calme également le système nerveux et soulage les rhumatismes des membres inférieurs. De cette posture, nous étudierons d'autres asanas.

LA POSTURE DU LION EN LOTUS (Padmasinhasana)

EXÉCUTION: De la posture du lotus, placez les mains sur le sol avec les bras droits. Avec l'aide des mains, debout sur les genoux et penchez vers l'avant. Ouvrez la bouche et sortez la langue. Inspirez par les narines, et expirez par la bouche rythmiquement. Tenez la posture et après un certain temps, revenez assis dans la position initiale.

CONCENTRATION: Au centre de la gorge (Vishuddha Chakra)

RESPIRATION: Rythmique et lente.

RÉSULTATS: Elle rend souple les articulations des genoux et des chevilles. Elle agit également sur la gorge et l'amygdale pour les nettoyer et les revitaliser.

POSTURE DE LA GRANDE PRIÈRE DANS LE LOTUS
(Bhunamana Padmasana)

Note: Cette asana est aussi un Mudra (ou geste symbolique).

EXÉCUTION: À partir de la posture Padmasana ou jambes croisées, placez les deux mains derrière le dos et attrapez le poignet gauche avec la main droite et respirez profondément ; puis pliez lentement le buste vers l'avant tout en expirant jusqu'à ce que le front touche le plancher. Maintenez la posture avec les poumons vides pendant environ 12 secondes, sans soulever la fesse. Revenez lentement tout en inspirant, puis expirez.

CONCENTRATION: Concentrez l'esprit sur le chakra Ajna au milieu des sourcils.

RESPIRATION: 1- Comme indiqué avec la posture; 2- Si vous voulez tenir la posture une certaine longueur de temps, il suffit de respirer lentement et régulièrement. Dans ce cas, ne pas garder la posture au-delà de 3 minutes.

RÉSULTATS: Cette asana a un puissant effet psychique. Elle agit également sur les membres inférieurs et la colonne vertébrale lombaire.

POSTURE DU POISSON (Matsyasana)

EXÉCUTION: À partir de la posture du lotus à Padmasana, placez d'abord un coude sur le sol puis l'autre, à l'aide des mains, étirez-vous complètement vers l'arrière. Lorsque les épaules atteignent le sol, liez les mains et croisez les bras derrière la tête. Après un certain temps, vous pouvez également libérer les mains enlacées derrière le cou et les joindre sur le ventre. Le dos est maintenant couché sur le sol. Tenez la posture aussi longtemps que vous le pouvez et respirez normalement. Enfin, pour renoncer à l'asana, prenez une profonde inspiration et venez tout droit et en avant avec l'aide des mains, puis respirez normalement.

CONCENTRATION: Sur l'estomac.

RESPIRATION: Comme indiqué dans la posture.

RÉSULTATS: C'est une excellente posture pour développer la puissance digestive. Elle augmente également la résistance des genoux et des jambes. Elle apporte souplesse aux articulations de la hanche, développe le buste, le dos; enfin elle agit pour fortifier les muscles et les nerfs du cou.

LA SCIENCE DE RESPIRER PAR LES NARINES (Pranayama)

Ces deux types de respiration de pranayama que nous sommes sur le point d'enseigner sont très importants pour la pratique de la méditation et ils doivent être exécutés avec soin.

EXÉCUTION: Prenez une inspiration complète par la narine droite. Pliez la tête en avant avec le menton touchant la partie supérieure du thorax, puis retenez la respiration le plus longtemps possible. Expirez lentement par la narine droite et gardez la tête baissée. Prenez une nouvelle inspiration et soulevez la tête, expirez et respirez normalement à travers les deux narines.

CONCENTRATION: Sur le pranayama.

RÉSULTATS: Il aide dans la prévention du froid dans la tête, et produit des résultats bénéfiques mentaux et psychologiques.

PRANAYAMA DE L'OREILLE

EXÉCUTION: Fermez les deux oreilles avec les pouces et prendre une profonde inspiration rapide. Tenez la respiration avec les poumons pleins aussi longtemps que vous le pouvez, puis expirez rapidement.

CONCENTRATION: Sur le bourdonnement dans les oreilles.

RESULTATS: Meilleure circulation pranique dans l'ensemble du système nerveux, menant à la clarté mentale et au bien-être psychologique.

&

LECON 11   PARTIE 3
YOGA SUPERIEUR
Le Yoga du Nouvel Âge
(Karma Yoga ou Le Service de l'Amour Dévoué)

Les grandes réalisations scientifiques de la science moderne et l'économie monétaire de notre société ne devraient pas être considérées comme des obstacles au développement spirituel et à la réalisation de soi. Au contraire, elles doivent être utilisées par des personnes de bonne volonté pour favoriser l'évolution spirituelle et par la suite atteindre éventuellement la réalisation de soi. Cela ne pourrait être possible que si l'opinion des êtres humains pouvait être modifiée. Nous ne devrions plus rester les esclaves du progrès et des richesses matérielles. Au contraire, le progrès et la richesse matérielle devraient être nos serviteurs. Nous sommes aujourd'hui dans une phase où « le novice de la sorcellerie » n'a pas été en mesure de contrôler les forces qu'il a créées. Il est pris dans leurs engrenages et contrôlé par elles.

La vie de la plupart des êtres vivants se concentre uniquement sur la richesse matérielle qui, d'après eux leur garantira toutes les autres jouissances sensuelles. Donc, pour eux, une concentration permanente sur les biens matériels est une nécessité vitale. Cependant, la recherche psychologique a montré que ceux qui sont pris dans la croyance que le corps physique est le centre de tous les plaisirs dans leur vie avec l'argent sont généralement les victimes de la dépression, l'anxiété, le mécontentement et tous les problèmes psychologiques.

Pour ceux-là, la porte spirituelle est momentanément fermée. Cependant, elle reste ouverte pour ceux qui utilisent leur richesse matérielle sans aucun attachement et la partagent en soutenant des œuvres socio-spirituelles valeureuses. Pour ces grandes âmes, la méditation devient une tâche facile qui leur conduira au divin tout en vivant dans ce vaste monde materiel et égoïste.

Les hommes d'affaires, les médecins, les scientifiques, les artistes, les professionnels, les intellectuels et les ouvriers doivent-ils être condamnés à ne pouvoir accéder à la voie qui mène à l'évolution spirituelle en raison de leur vie active ? La science du yoga répond NON. Au contraire, il y a une place dans le yoga pour tous et pour chacune de ces personnes occupées.

Le yoga les aidera à mieux servir le public (à travers le karma yoga) en accomplissant consciencieusement et honnêtement leur travail. En agissant ainsi, ils seront heureux et vivront en paix. Habituellement, les artistes, les scientifiques et les médecins sont parmi les plus conpationeux et les plus sensibles. Ils trouveront dans le yoga un miroir dans lequel ils peuvent jeter un meilleur regard sur eux-mêmes afin de répandre leurs compassions sur ceux qui entrent en contact avec eux.

Si une personne, tout en vivant dans la société, accomplit honnêtement son devoir social, si cette personne manifeste un amour impersonnel dans toutes ses actions de la vie et si elle emploie le temps de ses loisirs pour la pratique du karma yoga et de la méditation collective, elle peut arriver a la decouverte de soi aussi bien que le moine qui vit dans une caverne solitaire dans la jungle. Les villes bruyantes et agitées avec toutes leurs attractions matérielles ne devraient pas détourner l'esprit ver la recherche interne.

Il faut pouvoir s'isoler du bruit de la foule et de la vie moderne. Il faut suivre le chemin du milieu tracé par l'un des plus grands sages, Gautama Bouddha, qui s'est incarné sur cette planète il y a plus de 25 siècles. Aussi bien que le chemin que l'autre grand maître Jésus Christ nous a montré, quand il a dit: « Donnez à César la matière qui lui appartient, et à Dieu l'Esprit. » C'est par le karma yoga, qui est le service désintéressé de la société qu'on arrive à atteindre la réalisation de soi.

En réalité, c'est un NEW AGE YOGA pour l'humanité qui souffre. Nous savons tous que l'égoïsme est le problème fondamental dans ce monde et la cause principale de tous les conflits physiques. Si le NEW AGE KARMA YOGA peut pacifier notre esprit et adoucir nos cœurs, le monde deviendra alors un meilleur endroit pour nous tous et pour y vivre en paix pendant notre court séjour sur cette planète. Le chemin compatissant du service désintéressé de la société, est le chemin de l'amour divin du karma-yoga, qui nous a déjà été montré par le grand Maître de Galilée. Il est considéré comme la voie qui vous ouvrira les chakras du cœur pour la réalisation de soi.

Karma yoga est le moyen le plus facile, qui prépare l'aspirant à une meilleure connaissance de soi. Il purifie le corps et l'esprit. Il développe également la sensibilité du cœur, afin de comprendre et de sentir mieux la descente des vibrations cosmiques dans l'être tout entier.

En fait, le karma yoga est la première étape de toutes les autres disciplines du yoga. Si vous resentez profondément en vous un désir d'aider les autres sans aucune condition, de servir à chaque fois que vous avez l'opportunité de le faire, alors vous êtes né pour être heureux et pour goûter le fruit divin du monde cosmique. Ce désir désintéressé vous conduira certainement vers un maître spirituel, qui vous montera le chemin de la réalisation de soi dans cette naissance même. Nous pouvons dire que la science du yoga ouvre au chercheur sincère le chemin vers une vie harmonieuse, dans laquelle un tel chercheur se sent conscient d'être utile à ses frères, et en même temps ressent ses progrès spirituels vers le but.

En effet, pouvons-nous oser dire qu'au XXIe siècle il n'y a pas d'autres voies spirituelles possibles pour le salut ? D'après les agitations sociales que nous observons partout dans le monde, et rapportées quotidiennement par les médias, on pourrait dire que certaines énergies négatives puissantes sont à l'œuvre sur cette planète et par conséquent aussi chez les humains. De tous côtés, le stress augmente sur une humanité où deux guerres mondiales n'ont pas pu nous éclairer sur le sens réel de la vie et de la mort. La nécessité du développement spirituel est enregistrée dans les projets des grands êtres qui sont responsables de la construction du nouvel âge. Partout, des changements spectaculaires de toutes sortes se succèdent à une grande vitesse.

Comment l'humanité pourrait-elle faire face au destin de son avenir ? Comment pourrait-elle choisir entre la lumière spirituelle dans un karma yoga ou l'obscurité matérialiste ? Doit-elle subir le sort de Sodome et Gomorrhe (Livre de la Genèse) ou du continent disparu de l'Atlantide sous l'Océan (en 355 av. J.-C.) ?

Pendant toute l'histoire du monde, la responsabilité de chaque femme et de chaque homme n'a jamais été aussi grave qu'aujourd'hui. C'est pour cette raison que les grands êtres qui sont les gardiens de l'humanité et qui travaillent à un niveau supérieur ont apporté la lumière de toute la science antique du yoga. Si le yoga se répand de plus en plus dans le monde, c'est parce qu'il est une nécessité vitale pour le cri de l'âme, du corps, et en même temps pour l'impérative conjoncture réelle mondiale.

Enfin, nous espérons que cette vérification contribuera et renforcera vos efforts dans le yoga. En raison des bienfaits scientifiques et spirituels bien connus du yoga, nous pouvons affirmer que, comme hier, aujourd'hui ou demain, la science du yoga aidera toujours le chercheur sincère à progresser vers la réalisation de soi.

CHAPITRE XIV

L'ACTION DU YOGA SUR L'ENSEMBLE
DU SYSTÈME COMPLEXE HUMAIN

Nous avons vu que la pratique des asanas a une puissante action mécanique sur la colonne vertébrale. De plus, nous pouvons voir que les trois disciplines combinées des postures, de la respiration et de la concentration mentale agissent également sur toutes les fonctions du système complexe humain.

Cette action complexe est produite pour une part importante à travers le corps éthérique, qui transfère l'énergie magnétique pranique au corps physique. C'est le prana, comme on l'a dit précédemment, qui, par le système nerveux et le courant sanguin, porte la vie aux cellules et aux organes du corps.

Pour combiner ensemble les effets du yoga, nous ne devons pas négliger l'unité et la complexité du corps humain. L'interdépendance des organes est la loi. Un humain est un complexe énergétique dans lequel chaque centre agit sur l'autre. Toute perturbation affecte quelquefois tout le système corporel, et ce que nous entendons par être humain, c'est toute la vie organique; c'est-à-dire psychologique, émotionnelle, mentale et spirituelles si étroitement liées. Voyons maintenant les divers effets bénéfiques produits par la pratique du yoga.

EFFETS SUR LES ARTICULATIONS
ET LE SYSTÈME MUSCULAIRE

Outre la colonne vertébrale, les articulations et les muscles sont également très affectés par les asanas. Par exemple, dans Goraksasana et Padmasana, les articulations des hanches, des genoux et des chevilles sont également affectées. De là, ils resteront jeunes. Le sang circule bien dans les artères, et le processus de dégénérescence est retardé. Avec la pratique régulière, tout signe précoce d'arthrose ou de polyarthrite rhumatoïde pourrait être automatiquement régulé.

La plupart des postures agissent sur le système musculaire pour les vivifier et maintenir leur élasticité. Certaines agissent sur les muscles abdominaux et les grands pectoraux. D'autres affectent les muscles spinaux et dorsaux, et d'autres travaillent sur les muscles latéraux du tronc et les muscles des membres. Tous les muscles du corps sont sollicités par l'ensemble des asanas du yoga. De cette façon, les fibres musculaires maintiennent leur vigueur et leur élasticité jusqu'à ce que la vieillesse elle-même soit retardée.

EFFETS SUR LE SYSTÈME DIGESTIF

Par la pratique régulière du yoga le système digestif devrait fonctionner correctement, avec le mouvement quotidien régulier se produisant. Les pranayamas provoquent une activité adéquate du diaphragme, ce qui produit un massage continu de la cavité abdominale. Tous les organes de cette cavité sont affectés et vivifiés.

Beaucoup d'asanas ont également des actions puissantes sur les organes. Le foie, le pancréas, l'estomac, la rate, les intestins sont tous sollicités par les asanas. Les sécrétions sont améliorées, l'irrigation sanguine est augmentée, la stase est réduite, le flux nerveux circule mieux et les mouvements péristaltiques sont régularisés.

Les muscles de la sangle abdominale, qui jouent un rôle essentiel dans le maintien et les efforts des organes internes, sont renforcés en même temps par quelques asanas et une respiration profonde. Le transit digestif est amélioré et tous les problèmes de constipation sont résolus.

EFFETS SUR LA CIRCULATION
ET LE SYSTÈME RESPIRATOIRE

Tout d'abord, la science de la respiration traite de la fonction respiratoire. Les différentes techniques déjà décrites renforcent les poumons, développent leur capacité et augmentent l'oxygénation du sang. Elles purifient aussi les canaux respiratoires et maintiennent l'élasticité des alvéoles pulmonaires. Certaines asanas irriguent les poumons avec du sang frais et régénèrent les tissus des lobes pulmonaires. D'autres travaillent sur les canaux respiratoires - le nez, la gorge, le pharynx, le larynx, les amygdales - et gardent les portes propres où l'air circule. Il est également connu que la pratique du pranayama peut améliorer les conditions négatives de l'asthme et le stade précoce de l'emphysème.

Le yoga est également très bénéfique pour le système circulatoire. La respiration lente et profonde et la rétention de la respiration ont un effet direct sur le renforcement du cœur. Avec la pratique régulière de pranayama le contrôle de l'émotion devient automatique, menant à un état stable de bien-être psychologique. La recherche montre que parmi les praticiens réguliers de yoga, l'anxiété et la dépression sont presque inexistants.

EFFETS SUR LE SYSTEME NERVEUX ET ENDOCRINIEN

Le système nerveux et le système endocrinien ont une responsabilité majeure dans le maintien d'un cœur sain. Ils sont interdépendants l'un de l'autre. Cependant, selon la connaissance yogique, ils dépendent également de la condition du corps vital ou éthérique dont ils ont reçu leur apport énergétique (prana). C'est en contrôlant ces centres psychiques ou chakras, avec la circulation du prana dans le corps éthérique que le sadhaka peut maîtriser la santé. La pratique régulière du yoga conduira certainement à cette fin.

En outre, certaines asanas affectent également directement le système nerveux. Une pratique combinée des asanas, des pranayamas et de la concentration mentale agit sur le système sympathique, que nous connaissons en psychologie, qui est responsable de la réponse « lutte ou fuite » lorsqu'une attaque stressante ou nuisible est perçue. L'équilibre nerveux est lié à l'équilibre endocrinien et aux sécrétions hormonales appropriees des différentes glandes, qui conditionnent une bonne santé.

Le système endocrinien se compose de la glande pinéale, l'hypophyse, le pancréas, les ovaires, les testicules, la glande thyroïde, les glandes parathyroïdes, l'hypothalamus, la voie gastro-intestinale et les glandes surrénales. Ces glandes sont très affectées par les asanas du yoga, qui agissent généralement sur un ou plusieurs d'entre eux. Les asanas aident à leur bonne irrigation et leur apportent de la vitalité. Puisque les glandes internes sécrétées forment un complexe entier interdépendant, l'amélioration d'une glande agit sur l'ensemble du système glandulaire. À la fin, le résultat est une santé saine et le rétablissement complet des maladies.

LECON 12   **PARTIE 2**
LES ASANAS

LA POSTURE DE ROUE COMPLETE (Purnachakrasana)

EXÉCUTION: Couché sur le dos, attrapez les jambes et pliez-les le plus près possible vers les fesses, puis placez les deux mains à plat sur le sol près des épaules. Prenez une profonde expiration, puis soulevez le corps, tout en inspirant, avec l'aide des mains et des pieds. Tenez le souffle le long de la posture aussi longtemps que vous le pouvez. Revenez lentement à la position de départ en expirant. Répétez deux à trois fois l'exercice, puis prendre un repos à Shavasana.

CONCENTRATION: Au niveau du centre de la gorge ou de la glande thyroïde.

RESPIRATION: Comme indiqué avec la posture, mais vous pouvez rester plus longtemps dans la position lorsque le corps est dans la position courbée avec les bras droits, puis respirer normalement.

RÉSULTATS THÉRAPEUTIQUES: Elle apporte souplesse à la région lombaire. C'est aussi un excellent tonique pour les muscles des jambes, des cuisses et des abdominaux. Elle irrigue également la gorge, la glande thyroïde et la tête.

LA POSTURE DE LA BALANCOIRE (Lolasana)

EXÉCUTION: Asseyez-vous avec les jambes croisées, comme dans Padmasana (posture de lotus), placez les mains à plat sur le sol, une de chaque côté des cuisses. Prenez une profonde inspiration et soulevez le corps. Vous êtes debout sur les mains. Maintenez la position avec la respiration aussi longtemps que vous le pouvez, puis revenez vers le bas. Répétez l'exercice trois à quatre fois, puis prendre le repos.

CONCENTRATION: Sur l'équilibre dans la posture.

RESPIRATION: Comme indiqué dans l'exercice, mais vous pouvez également respirer normalement pour rester plus longtemps dans la posture.

RÉSULTATS THÉRAPEUTIQUES: Elle aide dans le développement des muscles des bras, du cou et de la force de l'épaule.

UNE VARIANTE DE LA POSTURE DU COQ (Kukutasana)

Rappelez-vous que toutes ces postures suivantes sont effectuées dans la variante de Padmasana ou Posture de Lotus.

EXÉCUTION: Assis avec les jambes croisées comme dans la posture précédente. La seule différence dans cette posture est que les bras, au lieu d'être à l'extérieur des cuisses, sont serrés entre les muscles de la jambe et les cuisses. Prendre une profonde inspiration et pousser le corps. Restez debout sur les mains aussi longtemps que vous le pouvez.

CONCENTRATION: Sur la force des bras et l'équilibre.

RESPIRATION: Normale.

RÉSULTAT: Identique à l'exercice précédent.

LA POSTURE DE LA MONTAGNE (Parvatasana)

EXÉCUTION: Asseyez-vous avec les jambes croisées, reliez les doigts des deux mains les uns aux autres et tournez les bras vers le haut. Les paumes des mains sont tournées vers le haut. Expirez d'abord, puis inspirez tout en inclinant le corps sur une ligne droite de droite à gauche. De chaque côté, maintenez la position avec la respiration pendant quelques secondes. Continuez à balancer de droite à gauche autant de fois que vous voulez, en gardant les bras droits.

CONCENTRATION: Sur le mouvement de la posture.

RESPIRATION: Comme décrit dans l'exercice.

RÉSULTATS: Mêmes que dans le précédent, mais elle ajoute plus d'élasticité au tronc et aux muscles de l'épaule.

POSTURE VERTICALE DU LOTUS (Urdhvapadmasana)

EXÉCUTION: À partir de la position du lotus, posez-vous à plat sur le dos avec les bras droits le long du corps. Prenez une inspiration profonde à l'aide des mains, montez à la verticale le tronc avec les jambes croisées. Le corps entier repose maintenant en position verticale sur les épaules et le cou. Les mains sont placées derrière le tronc pour soutenir le corps, et les coudes sont sur le sol. Respirez normalement et restez dans la position aussi longtemps que vous le pouvez, puis revenez et prenez un repos.

CONCENTRATION: Sur la colonne vertébrale de la région

cervicale.

RESPIRATION: Lente et régulière.

RÉSULTATS THÉRAPEUTIQUES: Elle renforce les muscles de l'épaule, la colonne vertébrale, et nourrit la glande thyroïde et le cerveau.

LE LOTUS HALASANA (Shirshasprushta-Padmasana)

EXÉCUTION: De la posture du lotus, posez-vous à plat sur le dos, les mains placées le long du corps. Prenez une inspiration profonde et étirez le corps à l'aide des coudes et des mains. Continuez à vous étendre jusqu'à ce que les genoux des jambes croisées se rapprochent le plus possible du sol. Tenez la posture et respirez normalement. La tête est maintenant reculée vers l'arrière sur le sol.

CONCENTRATION: Sur la colonne vertébrale de la région cervicale.

RESPIRATION: Lente et normale.

RÉSULTATS: Comme dans la variante précédente, mais plus puissants.

RETRACTION ABDOMINALE EN LOTUS
(Uddiyana Bandha-Padmasana)

Si vous avez maîtrisé le Padmasana, vous pourrez alors exécuter ce kriya, ou Bandha.

EXÉCUTION: Asseyez-vous en Padmasana, les mains reposant légèrement sur les genoux. Prenez une inspiration profonde. Tout en vous aidant avec la pression sur les genoux, creusez au maximum le ventre. Maintenez le Bandha, ou la serrure, pendant quelques secondes avec la rétention du souffle, puis expirez tout en abandonnant la contraction abdominale, puis respirez normalement.

CONCENTRATION: Lors de l'exercice.

RÉSULTATS: Elle donne un massage interne à l'abdomen et renforce les cavités.

POSTURE DE DEMI LOTUS (Ardha Baddha Padmasana)

EXÉCUTION: Asseyez-vous en Padmasana, placez le bras droit derrière le dos et essayez d'attraper l'orteil gauche avec le talon du pied en appuyant sur le côté gauche du ventre, plié vers l'avant vers la gauche, tout en soulevant votre bras gauche en l'air. Maintenez la position pendant quelques secondes, puis inversez la position de l'autre côté. Lorsque vous vous penchez vers l'avant, prenez d'abord une inspiration profonde et expirez tout en maintenant la posture, puis respirez normalement.

CONCENTRATION: Sur la rate, lorsque le talon du pied appuie sur le côté gauche du ventre et sur le foie lorsque le talon appuie sur le côté droit du ventre.

RÉSULTATS THÉRAPEUTIQUES: Elle donne un massage au foie, la rate, renforce les muscles de l'épaule, et travaille plus sur les articulations du genou.

POSTURE DU LOTUS COMPLETE (Baddha Padmasana)

EXÉCUTION: À partir de la variante précédente de la posture de lotus à moitié liée, au lieu de redresser le bras, attachez les deux mains derrière le dos et essayez d'attraper les deux grands orteils, en se penchant vers l'avant. Si ce n'est pas possible, il suffit de reposer les mains sur les cuisses tout en se penchant en avant et de respirer normalement. En effectuant cette posture, chaque fois que vous vous penchez, allez vers la gauche et alternez vers la droite.

CONCENTRATION: Elle est la même que celle indiquée dans la posture précédente. Si les talons des pieds peuvent toucher les côtés du ventre, se concentrer comme dans la posture précédente sur la rate ou le foie, selon le côté où vous êtes.

RESPIRATION: Normale.

RÉSULTATS: Les mêmes que ceux indiqués dans l'asana précédent.

LA SCIENCE DE LA RESPIRATION (Pranayama)

LE PRANAYAMA EN ACTION

Asseyez-vous dans la posture du lotus ou toute posture confortable, prenez une inspiration profonde. Pliez la tête et appuyez le menton contre la poitrine tout en vous tenant à votre respiration. Cette rétention doit être très longue. Lorsque la tension est devenue inconfortable, expirez lentement et respirez normalement. Répétez l'exercice complet 3 à 6 fois.

RÉSULTATS: Ce pranayama a un puissant effet mental et psychologique, principalement sur l'esprit de ceux qui pratiquent la méditation.

DOUBLE RETENTION PRANAYAMA

EXÉCUTION: Asseyez-vous dans toute posture confortable, prenez une profonde et complète inspiration. Tenez la respiration avec les pleins poumons. Expirez et conservez le souffle avec les poumons vides avant de prendre une autre inspiration.

Ce pranayama se caractérise par les deux rétentions. La premiere à pleins poumons est appelée calice intérieur. La deuxième rétention avec les poumons vides est appelée calice extérieur.

RHYTHME: Le rythme traditionnel utilisé pour ce pranayama est: 1-4-2-2. Si l'inhalation dure 3 secondes, la première rétention sera de 12 secondes, l'expiration de 6 secondes et la seconde retenue de 6 secondes. Dans certains cas, le rythme de 1-4-2-4 peut également être utilisé, mais un peu plus difficile. Vous devriez naturellement augmenter progressivement la longueur de la rétention.

CONCENTRATION: Lors de l'exercice.

RÉSULTATS: Les résultats sont psychiques et aident à la pratique du yoga supérieur.

N.B. - *Ce pranayama peut vraiment être utile seulement pour le pratiquant qui s'intéresse au yoga supérieur.*

&

LECON 12   PARTIE 3

YOGA SUPERIEUR
Le chemin de l'immortalité

Chaque jour, des gens meurent, quittent ce monde après un court séjour, plein de malheur. Pour beaucoup de gens, la vie elle-même est comme une vallée de larmes. On ne peut pas dire que l'on se sent heureux tout le temps. Chaque jour de nouvelles personnes prennent naissance pour remplacer celles qui sont parties. De cette façon, le cycle de la naissance et de la mort se déplace en permanence à pleine vitesse. À la mort d'un proche parent ou d'un ami, nous ressentons de la douleur et, pour un instant, nous avons l'impression que le Créateur est injuste de nous ôter notre bien-aimé. Cependant, quand un nouveau bébé entre dans la maison d'un couple, c'est le contraire qui arrive. Tout le monde se sent heureux avec beaucoup d'encouragements. Pendant ce moment, ils glorifient le Créateur et le remercient pour Sa miséricorde et Sa grandeur.

Pourquoi devrions-nous prendre naissance pour une courte période et mourir de nouveau ? Est-ce vraiment la volonté divine du Créateur ? Est-ce que ce yoga peut vraiment nous aider à arrêter le cycle de la naissance et de la mort par une libération finale complète ?

Selon la science ésotérique du yoga, le cycle de la naissance et de la mort est un processus d'évolution. Chaque fois qu'un être humain s'incarne sur terre, la qualité de sa semence est différente de la précédente. Nous pouvons essayer de comprendre ce mystère si nous pouvons nous regarder dans ce monde. Sur les 7,4 milliards d'êtres humains qui vivent sur cette planète aujourd'hui, chacun d'entre nous est différent et unique, bien que nous ayons tous les mêmes organes internes, le même principe de vie, la même couleur de sang et la même couleur de graine. Seul le teint de la peau est différent, en raison de races différentes. Cependant, nos sentiments spirituels sont différents, les compréhensions intellectuelles sont différentes, et nous ressentons tous des différences dans notre relation avec la Mère Nature (entre le microcosme et le macrocosme). Pouvez-vous dire pourquoi une personne s'intéresse à une recherche profonde de son être intérieur spirituel et pourquoi son frère ou un ami ne s'intéresse qu'au plaisir inférieur du monde et n'a aucun sentiment de recherche spirituelle ?

Eh bien, les littératures yogiques nous disent que c'est une question de qualité de la graine dans laquelle tout le monde a été développé. Un yogi ou un grand être spirituel est le produit d'une graine hautement développée, qui a subi différents processus de mutations pendant de nombreuses naissances antérieures.

Il faut revenir encore et encore sur la terre jusqu'à ce qu'une semence devienne une lumière pure, et une telle semence donnera naissance à un corps physique pur qui ne mourra jamais ni ne renaîtra de nouveau. Pour cette semence divinement purifiée, le cycle de la naissance et de la mort est terminé. Cette théorie est assez scientifique et elle explique l'inégalité matérielle, intellectuelle et spirituelle entre les humains.

De cette théorie, nous ne pouvons pas blâmer le Créateur (qui est toujours neutre) pour avoir enlevé la vie de notre bien-aimé, et de lui l'avoir aussi donnée. Nous pouvons comprendre que le Créateur est presque comparable au soleil qui répand ses rayons bienfaisants sur tous : les riches, les pauvres, les criminels et les saints. Nous pouvons également comprendre que, de ce point de vue, chacun a sa chance un jour d'atteindre la perfection, après une purification totale de tout karma négatif.

Le Créateur est si parfait dans Sa volonté qu'il n'a pas oublié Ses créatures. Il nous a dotés de l'étincelle divine pour nous éclairer et nous réveiller de notre long rêve mondain qui a arrêté notre évolution spirituelle.

À travers le yoga holistique, qui est l'héritage de l'humanite, et qui est la science la plus naturelle, ce dispositif spirituel peut être mis en action. Après avoir beaucoup souffert pendant le processus de purification de nombreuses naissances, finalement une grande âme vient et commence à s'intéresser au yoga. Une telle âme sera ouverte d'esprit. Sa vision de Dieu sera profondément cachée dans son cœur, et elle ne sera dans aucun temple, aucune église ou religion. Puisque cette âme est déjà le produit d'une semence supérieure, les préjugés d'une société hypocrite ne pourons jamais l'affecter. Le yoga, qui lui fera sentir la manifestation divine dans son propre corps, sera sa seule vraie religion. Avoir un tel sentiment divin en soi conduira certainement à l'amour universel divin du Christ. Tous les enseignements que nous avons donnés dans ces leçons peuvent aider le chercheur sincère à se libérer des souffrances physiques ou morales, et finalement parvenir à la libération finale de la naissance et de la mort.

En outre, pour purifier les impuretés restantes dans le corps physique, il n'y a pas de meilleure thérapie que le yoga asanas. Pour enlever les dernières impuretés du sang qui viennent de la graine, il n'y a pas de meilleure thérapie que les pranayamas. Pour développer des étapes supérieures de l'esprit, il n'y a pas d'instrument meilleur que la méditation. Enfin, pour atteindre la réalisation de soi dans cette naissance même, il n'y a pas de meilleure discipline que la connaissance du yoga holistique.

Tout au long de ces simples leçons de yoga, nous avons attiré votre attention sur un profond secret caché à l'intérieur de vous, qui est votre propre héritage Divin. Si les forces cosmiques positives vous ont dirigé vers ce secret, soyez certain que ce n'est pas par hasard. A partir de cette révélation, vous aurez l'occasion d'explorer votre inspiration, qui un jour vous guidera vers la découverte de votre propre moi.

CHAPITRE XV

SYNTHÈSE DU YOGA HOLISTIQUE

Tout au long de ce livre, nous avons montré la technique couramment connue de yoga appelé hatha yoga. Il a été dit que c'est par ce hatha yoga, qui traite le corps physique, que l'on peut éventuellement atteindre l'éveil et la réalisation de soi. Cependant, que diriez-vous de toutes les autres sortes de yoga ? Sont-ils inférieurs au hatha yoga ? Ou peuvent-ils également mener un chercheur à la réalisation de soi ?

Pour ces questions, un sadhaka peut être confus et eprouve une difficulté pour decider quel yoga a suivre. Outre le nom Hatha Yoga, nous entendons généralement beaucoup d'autres noms de yoga, comme : Bhakti Yoga, Gyana Yoga, Karma Yoga, Raja Yoga, Kriya Yoga, Kundalini Yoga, Mantra Yoga, Nada Yoga, Hamsa Yoga, Shaktipata Yoga, Purna Yoga, etc. En fait, il ya a qu'un seul yoga. Toutes ces étiquettes différentes ne sont que des moyens d'expliquer différentes techniques pour réaliser l'unité du yoga. Avant qu'un sadhaka puisse compléter la dernière étape du yoga, il doit passer par différentes techniques de yoga. C'est pour cette raison que les maîtres avaient placé différentes étiquettes au nom du yoga pour mieux expliquer la science profonde de cette mystérieuse discipline.

C'est de la même façon quand nous disons « nourriture », le mot nourriture signifie tout type de nourriture qui donne la force au corps et le maintien d'une bonne santé. Beaucoup de noms différents sont utilisés sous le nom de nourriture, comme le riz, les pois, les légumes, le fromage, le lait, la viande, les œufs, la farine, etc. Mais pouvons-nous dire que la viande est de la nourriture et les légumes n'en sont pas ? Ou osons-nous affirmer que la viande est un aliment supérieur aux légumes ou le contraire ? Cela dépend de l'organisme qui prend ces différents régimes. Mais le but de la nourriture est de nourrir le corps et de le maintenir en vie.

De plus, nous ne pouvons pas dire qu'une forme particulière de yoga soit supérieure à une autre. Seule la technique utilisée par le pratiquant peut lui faire sentir si cette forme de yoga lui convient ou pas, ou si il a la bonne méthode qui le conduira à la réalisation de soi.

Le mot « yoga » est si vaste et si profond que si différents sous-titres ne lui étaient pas ajoutés, il aurait été très difficile de comprendre l'idée même. Pour mieux expliquer l'idée yogique, on peut dire que c'est comme les différents sujets que l'on doit apprendre à l'école. Pour obtenir un diplôme, il faut avoir une connaissance de toutes les matières requises dans le cursus. Aucun des sujets prescrits n'est inutile puisqu' ils conduiront tous à l'objectif de l'obtention du diplôme. Parmi ces différentes appellations de yoga, nous étudierons six d'entre elles et essayerons d'arriver à la conclusion du yoga holistique. Ils sont: karma yoga, bhakti yoga, shaktipata yoga, kundalini yoga, raja yoga et purna yoga.

Les anciens maîtres avaient détaillé le sujet du yoga à leurs élèves pour les aider à réussir plus rapidement vers leur but. Habituellement, le premier yoga que le gourou enseignera a son disciple est le karma yoga. Qu'est-ce que le karma yoga ?

KARMA YOGA - Il traite des services affectueux et désintéressés envers les autres. Supposons qu'il y ait un yogi qui est devenu éclairé et qui a atteint le but de la réalisation de soi, avec la possession du pouvoir divin. Si un tel yogi puissant n'a pas pratiqué le karma yoga, il ou elle peut penser à dominer le monde au lieu de servir et de montrer le chemin aux autres. Heureusement, le Seigneur Suprême est si légitime et parfait, qu'il ne permettra pas à un tel yogi n'ayant pas pratiqué le karma yoga de réaliser le Soi.

Karma yoga est le moyen de purifier le corps et l'esprit. Une personne égoïste ne peut pas devenir un yogi. Quand vous faites une bonne action à quelqu'un, le fruit vous revient automatiquement, bien qu'il soit inattendu. Supposez que vous ayez été témoin d'un accident sur la route; deux enfants sont les victimes, et personne d'autre que vous n'est autour. Au lieu de suivre votre chemin, vous vous êtes arrêté comme le bon Samaritain, vous avez appelé les autorités, et vous avez donné aux victimes des premiers soins. Plus tard, vous avez appris qu'ils sont en sécurité grâce à votre bonne intervention. Les parents et amis des enfants vous cherchent pour vous féliciter. C'est le fruit automatique et inattendu de votre bonne action. Cependant, bien avant ce résultat, vous vous sentiez heureux d'avoir accompli une bonne action aux autres. Ce que vous avez fait est un karma yoga, qui a amélioré votre cœur.

Beaucoup viendront au yoga souhaitant obtenir la bonne santé, le bonheur, et le yoga siddhis (pouvoir). Cependant, moralement, ils ne sont pas préparés, et il n'y a pas de place pour l'amour divin dans leur cœur. Pour ces aspirants, à moins qu'ils ne puissent développer la volonté de pratiquer un karma yoga très actif, l'échec dans le yoga sera toujours plus proche que le succès.

Habituellement, les gens misérables qui entretiennent constamment des pensées négatives et qui souffrent de diverses maladies physiques sont principalement ceux qui se sont identifié à des biens matériels. Ils pensent seulement à eux même et à leur propre famille. S'ils commencent à pratiquer le karma yoga, ils remarqueront aussitôt quelques améliorations dans leur santé, parce que le corps physique est lié aux sentiments. Bons ou mauvais sentiments ont un impact sur le corps et l'esprit. Les anciens yogis étaient bien conscients de cette réalité; c'est pourquoi ils avaient prescrit la pratique du karma yoga.

BHAKTI YOGA – C'est le yoga de l'amour divin et de la dévotion spirituelle. Habituellement, lorsque nous parlons de réalisation de soi, derrière elle, il y a un sentiment d'auto-supériorité. Dans les écritures du yoga, il y a des contes sur des yogis devenus si puissants qu'ils avaient menacé la paix du royaume de Brahma le Créateur.

L'ego de l'homme est le plus grand obstacle à la réalisation de soi. Un sadhaka qui pense qu'il ou elle peut obtenir l'illumination par sa propre volonté est en erreur. Le sadhaka doit d'abord purifier **l'ego** à travers le Bhakti yoga. Dans ce yoga, le sadhaka n'a pas l'impression de faire quoi que ce soit. Il abandonne sa volonté à la volonté divine. Par le satsang, il chante le nom divin du Seigneur et toutes les vibrations d'amour coulent dans son cœur. Il voit le Seigneur partout et en chacun. Il reste ivre de joie divine. La pratique du Bhakti yoga développe les sentiments et l'idée de l'amour universel.

Comment un yogi peut-il devenir éveillé sans pratiquer ce yoga ? Bhakti yoga est la clé qui ouvre la porte aux régions supérieures du yoga. Un Bhakti yogi à tellement d'amour divin dans son cœur qu'il ne peut jamais se sentir supérieur à personne. Vous avez sans doute l'impression que ce yoga est également lié au karma yoga. S'il y a une action désinté-ressée, il y a automatiquement Bhakti (amour). S'il y a de l'amour, la puissance de l'ego est subjuguée, et il y a un plus grand besoin de servir que d'être servi.

Certains aspirants sont naturellement nés avec une forte dévotion de Bhakti ou amour divin en eux. Parmi ces aspirants, on trouve des mys-tiques et des penseurs universalistes. Partout où ils sont, dans la nature ouverte ou dans leur chambre, ils ont toujours un sentiment de contact divin. Cependant, les aspirants qui n'ont pas ce don naturel de Bhakti, doivent le développer par la pratique. Les chants spirituels pratiqués dans les églises, les temples, les ashrams et les centres de yoga sont des moyens de Bhakti yoga. Ils attirent les vibrations divines, qui transforment lentement le cœur et l'esprit du sadhaka.

SHAKTIPATA YOGA – Ce yoga est la transmission du flux invi-sible dans le corps subtil d'un aspirant. Le mot *shakti* signifie force ou énergie, et *Pata* signifie donner. Après la transmission de l'énergie pra-nique par un maître siddha à un disciple, il ou elle commence immédia-tement à ressentir la manifestation du prana dans le corps. Le corps du sadhaka devient comme s'il était possédé par un esprit divin. Elle com-mence à chanter, à danser, à exécuter automatiquement les asanas de hatha yoga et même à pleurer. L'aspirante se sente très heureuse de la descente de cette nouvelle force divine en elle. Pour être prêt à recevoir la shakti-pata diksha, l'aspirant doit d'abord se préparer intérieurement. Ce travail ne peut se faire que par le karma et le bhakti yoga. D'autre part, vous pouvez comprendre que le karma yoga et shaktipata yoga sont liés l'un à l'autre.

Dans shaktipata yoga, la pratique des chants de dévotion, qui sont faits en bhakti yoga va automatiquement sortir. De même que les asanas effectuées en hatha yoga seront également effectuées par l'énergie de shakti-pata. En fait, sans shakti-pata, qui soulève l'énergie pranique dans le corps, une véritable compréhension du yoga ésotérique n'est pas possible. L'éveil du prana est le fruit du bhakti et du karma yoga.

Si un sadhaka reçoit la shaktipata sans avoir d'abord pratiqué le bhakti et le karma yoga, il en résultera des perturbations dans son corps. Elle sera tellement dominée par l'énergie pranique éveillée que la peur envahira son esprit, et elle abandonnera la pratique du yoga. Elle aura l'impression qu'un esprit mauvais est entré dans son corps, et le Maître qui a agi sur elle n'est pas une personne pure. Par conséquent, elle cherchera ailleurs pour l'exorciser.

C'est le danger pour un chercheur impur dont l'esprit est dominé par de mauvaises pensées et des motifs égoïstes. Un vrai gourou ne pensera jamais à initier un tel chercheur dans shaktipata yoga, parce que le faire sera plus nuisible pour lui que bénéfique.

C'est comme placer un jeune enfant seul derrière le volant d'une voiture dans une rue animée. L'enfant peut non seulement se tuer, mais la vie et les propriétés des autres sont aussi menacées. Avant de s'aventurer dans Shaktipata yoga, le coeur et l'esprit doivent être purifiés par des années de pratique régulière de bhakti et de karma yoga. Sans l'accomplissement des règles de ces deux techniques de yoga, on ne devrait pas s'aventurer dans le domaine de Shaktipata yoga. À partir de cette étude analytique, vous pouvez comprendre que, dans la mesure où le développement holistique est concerné, karma yoga, bhakti yoga et shaktipata yoga ne peuvent pas être séparés.

KUNDALINI YOGA – Ce yoga est très populaire parmi les chercheurs de siddhis, ou les pouvoirs occultes. Kundalini est un très grand mot utilisé par de nombreux maîtres de yogi célèbres. Surtout dans la plupart des livres sur le yoga, ce sujet est discuté. Puisque la kundalini est symbolisée comme la déesse du pouvoir divin et de la connaissance, ainsi tout gourou qui peut élaborer sur ce sujet est considéré comme quelqu'un en possession de la puissance divine, ou les siddhis. En fait, qu'est-ce que la kundalini?

Dans le yoga Upanishad, la kundalini a été décrite de façon symbolique et ésotérique. Les maîtres de yoga par leur sagesse ont toujours voulu garder cette connaissance secrète. Cependant, dans le même temps ils ont voulu inspirer les chercheurs sincères, ainsi ils avaient décrit ésotériquement la kundalini yoga dans les écritures yogiques. Malheureusement, de nombreux chercheurs ont confondu kundalini avec un serpent mystérieux qui est censé entrer dans le corps du sadhaka pendant la méditation. Certains yogis ont même prescrit à leurs étudiants différentes techniques pour réveiller la kundalini. Tous en parlent, mais très peu savent vraiment de quoi il s'agit. Tous ces intérêts sont générés autour de la kundalini parce que son réveil est censé de conférer certains pouvoirs occultes connus sous le nom de siddhis.

Kundalini ne peut pas être réveillé sans shaktipata. Son réveil est le résultat de la pratique réussie du yoga shaktipata. De cette déclaration, vous pouvez comprendre qu'un sadhaka égoïste qui est après des pouvoirs occultes ne peut pas réussir en kundalini yoga. Vous pouvez également comprendre pourquoi tous parlent de ce sujet, et pourquoi très peu d'entre eux peuvent y avoir accès. Le cœur doit d'abord être purifié par le Karma et le Bhakti yoga. Le renoncement complet à la richesse matérielle et même aux pouvoirs occultes est la condition fondamentale pour le reveil de la kundalini. Ce yoga est seulement pour celui qui est après la libération (moksha), celui qui veut se libérer de toutes souffrances dans cette vie même. Lui seul est apte à comprendre tous les secrets de la kundalini. Puisqu'il n'a pas de désirs mondains, même pour le nom et la gloire, pourquoi devrait-il parler ou décrire la technique de la kundalini ? Là encore, vous pouvez comprendre pourquoi les anciens yogis ne pouvaient pas donner ouvertement le processus de la kundalini yoga. C'est une expérience personnelle et incommunicable réservée uniquement à ces grands mystiques doués. Ceux qui le connaissent réellement garderont toujours le secret, parce que sa divulgation ne pourrait que choquer et exposer au danger le chercheur inapte qui chercherait à l'éveiller.

La beauté du yoga est que c'est une science auto-expérimentale. C'est-à-dire, pour vraiment comprendre les effets psychologiques, spirituels et physiques du yoga, il faut être disposé à l'expérimenter dans son propre corps. Pour faire une analogie sur le miel, si quelqu'un vous demande quel est le goût du miel, que pouvez-vous repondre: juste « sucré » ? Cependant, le mot sucré n'explique pas vraiment le goût du miel. Celui qui veut vraiment connaître le goût doit le goûter lui-même.

Donc, avant de penser a la kundalini yoga, le corps, l'esprit et le cœur doivent être purifiés, et ce processus ne peut se produire que par le karma yoga, bhakti yoga et la pratique de shaktipata yoga. Une fois de plus, vous comprenez que la kundalini yoga est également liée aux autres techniques de yoga précédemment décrites. C'est de la même manière que tous les organes internes du corps sont liés les uns aux autres et sont nécessaires au bon fonctionnement de tout le complexe corporel. Vous pouvez être capable de vivre sans poumon ou un rein, et dans ce cas, vous serez considéré comme un handicapé. Cependant, vous ne pouvez pas vivre sans un cœur. Dans le yoga, la kundalini représente le cœur. Vous pouvez pratiquer hatha yoga avec tous les autres yogas, mais vous ne pouvez pas pratiquer kundalini yoga sans d'abord purifier l'esprit, l'intellect et le corps avec l'aide d'autres techniques de yoga.

RAJA YOGA - Le mot *raja* signifie *royal*. Ainsi, le raja yoga est la voie royale qui mène au salut. Ce yoga est également très populaire. Il se trouve dans chaque livre sur le yoga, et tous les sadhakas sont très friands de ce mot. Lorsque vous dites à quelqu'un que vous pratiquez le raja yoga, cela vous fait sentir important et vous donne une personnalité divine, mais êtes-vous sûr que vous pratiquez vraiment le raja yoga ?

Voyons en détail ce qu'est le raja yoga. Selon le Yoga Upanishad, raja yoga est le fruit de la maîtrise complète sur le corps physique à travers le hatha yoga. La maîtrise des asanas ne signifie pas que l'on a maîtrisé le hatha yoga. Nous avons déjà traité beaucoup le hatha yoga en douze leçons dans ce livre, mais pour mieux expliquer le raja yoga, nous devons jeter un autre regard profond sur lui. Les sept chakras principaux dans le corps que nous avons étudiés doivent être pleinement développés afin de maîtriser le hatha yoga. Chaque chakra donne un contrôle spécial sur une région particulière du corps. Par exemple, la maîtrise du chakra Anahat confère le contrôle de la région du cœur. Il y a deux principaux courants d'air vitaux dans le corps, que le yogi doit maîtriser. Ils sont connus sous le nom de *prana wayu* et *apana wayu*. Prana wayu régularise la circulation de la respiration qui s'écoule vers le haut et apana wayu régularise la circulation de la respiration qui s'écoule vers le bas. Il est également responsable de l'élimination de l'urine et des mouvements de l'intestin. Il y a toujours un combat dans le corps entre ces deux airs vitaux.

La lutte est augmentée après l'éveil de kundalini shakti. Bien sûr, l'énergie de la kundalini veut percer les chakras et aller vers le haut, tandis que l'apana veut la ramener à sa position initiale. Chaque fois que la kundalini du chakra Muladhara s'élève jusqu'à un chakra plus élevé - par exemple, Anahat chakra, apana wayu la ramènera à l'endroit où elle était.

C'est comme un oiseau attaché à un arbre avec une longue corde. Chaque fois qu'il essaie de voler, la corde le ramènera. Quand un yogi est capable de contrôler les deux *wayus*, à ce moment-là, la déesse Kundalini pourra s'asseoir définitivement où elle veut, dans n'importe quel chakra, sans crainte d'être abattue par l'apana. C'est la tâche la plus difficile, et sans elle aucune vraie pratique de Raja yoga n'est possible. C'est le développement complet de tous les chakras qui sera le résultat de l'unification du *prana wayu* avec *apana wayu*.

Avant l'éveil de la kundalini shakti, les chakras étaient considérés comme virtuels dans le corps. Après le réveil, ils sont devenus réels, mais dans un stade embryonnaire seulement. Leurs développements nécessitent non seulement une vie de pratique régulière de yoga, mais aussi de nombreuses naissances. C'est pourquoi il est dit dans les écritures yogiques que la réalisation du Soi, qui signifie le plein développement du corps humain, nécessite de nombreuses naissances.

Supposons que vous avez pratiqué le yoga pendant de nombreuses années. Vous avez eu la chance d'avoir votre prana shakti réveillé, mais le corps est mort sans atteindre le but final. Dans votre prochaine naissance, vous reviendrez avec toutes les qualités que vous aviez acquises pour continuer le travail et rien ne sera perdu. Dans votre nouveau corps, la tâche de développer les chakras sera beaucoup plus facile et le raja yoga deviendra possible.

Comme il a été enseigné dans une des leçons, les chakras sont des centres psychiques ou nœuds, qui donnent le contrôle à la partie du corps liée à chaque chakra. Dans le Raja yoga, pendant la méditation, les sadhaks doivent se concentrer à l'intérieur de chaque chakra afin d'élever la kundalini dans le corps. Lors de la méditation, ils doivent étudier les détails de chaque chakra, la forme, la couleur et l'intensité de chaque lumière qu'ils voient dans les chakras. Le mental doit être tellement occupé par l'intensité de la méditation qu'il est absorbé dans les chakras. C'est ce qu'on appelle le Raja yoga. Cependant, pour arriver à une telle étape, le karma yoga, le bhakti yoga, le shaktipata yoga et la kundalini yoga doivent être pratiqués auparavant. Encore une fois, il est entendu que sans la maîtrise de ces stades, la pratique du raja yoga est impossible.

Nous entendons souvent ce terme *méditation transcendantale* utilisé par certains yogis qui sont après le nom et la célébrité pour attirer les gens. Il est censé conférer quelques siddhis (pouvoirs miraculeux) et conduire à la paix et au salut. Cette méditation transcendantale n'est autre chose que le processus du Raja yoga. Le mot *transcendantal* signifie *aller au-delà des expériences humaines ordinaires*, et selon le yoga Upanishad, un yogi dans la méditation transcendantale, ou Raja yoga, est passé au-dessus de la substance de l'esprit, et quand le moment arrive de sortir de lui, il viendra éclairer avec les Siddhis ou puissance divine miraculeuse.

Nous avons entendu dire qu'il y a plusieurs milliers d'hommes et de femmes ordinaires dans le monde qui pratiquent la méditation transcen-dantale. Alors sont-ils tous éclairés, capables de léviter, avec de vrais siddhis, comme le prétendait la propagande ? Ne vous leurrez pas; un sadhaka sincère n'absorbera pas ces mensonges. Si c'était si facile, tous auraient pu voler dans l'air comme les oiseaux, et rester en tout cas des êtres mortels conditionnés. Raja yoga est une étape de yoga réservée uniquement pour le sadhaka qui est après le salut (mukti). Celui qui est après le nom, la renommée, et la richesse matérielle peut seulement apprécier le nom de Raja yoga, pas les expériences divines. Encore une fois après toutes ces explications, vous pouvez comprendre que le raja yoga est également lié aux autres techniques de yoga et ne peut pas être séparé.

PURNA YOGA - Le nom de ce yoga se trouve généralement dans le yoga ésotérique Upanishad. Le mot *purna* signifie «complet». Un purna yogi est celui qui a maîtrisé le *prana wayu* et *l'apana wayu* avec toutes les techniques du yoga, et qui a atteint l'état de *nirvikalpa samadhi*, ou libéra-tion (mukti) avec le corps divin. L'adepte de ce yoga est celui qui a reçu l'initiation shaktipata et qui a réveillé le pouvoir kundalini. Il n'est pas nécessaire d'élaborer d'avantage sur le Purna yoga. Ce yoga est l'ensemble des techniques de yoga, et c'est le *Yoga Holistique*.

Après toutes ces études comparées sur le yoga, vous devez être con-vaincu maintenant de son unité. Au moment où l'on entre dans l'étude du yoga, on traite d'un sujet - *le yoga holistique*. Vous ne pouvez pas être en mesure d'atteindre tout de suite certaines étapes du yoga en raison des circonstances, des obstacles environnementaux et votre propre disposition. Cependant, la porte restera ouverte durant votre développement.

En outre, comme vous pouvez le voir, aucun yoga n'est supérieur à l'autre. Un sadhaka ne devrait pas penser que le yoga enseigné par son gourou est supérieur à celui enseigné par un autre gourou. Seule l'ignorance peut créer de telles pensées dans l'esprit. Le but de tous les yogas est de maîtriser l'esprit et d'atteindre l'état transcendantal du samadhi (état sans esprit).

Cependant, nous pouvons dire que certaines techniques de yoga pourraient être plus efficaces que d'autres, et conduiront plus rapidement à l'objectif. Comme vous le savez, de la banlieue d'une grande ville, il y a différents moyens de transport pour atteindre la ville. On peut aller en train, en bus, en voiture, en vélo, ou même à pied. Le temps d'arrivée dans la ville dépendra du moyen de transport qui a été utilisé. Supposons que vous pratiquez hatha yoga seul avec l'aide de livres; vous ne pouvez pas vous attendre à progresser en toute sécurité et à la même vitesse que si vous aviez reçu shaktipata d'un gourou. Cependant, si vous suivez les règles morales du yoga et pratiquez honnêtement, vous pouvez un jour trouver la direction d'un maître. Cela dépendra de votre propre karma. Mais shaktipata yoga a le pouvoir de brûler tout votre karma passé et présent, et enfin vous rapproche de l'objectif dans cette naissance même. Donc, la supériorité du yoga n'est que dans la technique utilisée.

Maintenant, voyons comment choisir un modèle de yoga. Après cette étude comparative de toutes les techniques de yoga, certains sadhakas peuvent trouver des difficultés dans le choix d'un parcours de yoga approprié, puisque nous avons dit qu'ils sont tous un. D'autres peuvent souhaiter pratiquer le yoga shaktipata, ou s'asseoir et attendre un gourou pour les initier dans le chemin du yoga approprié. Ce dont vous avez besoin est une bonne compréhension de vous-même, et un grand désir d'améliorer votre santé et de résoudre tous vos problèmes personnels. Si ces conditions de base sont remplies, le choix ne devrait pas être si difficile. Oui, le yoga est un, mais différentes techniques doivent être pratiquées à différents stades avant de réaliser son unité.

Le premier choix qui est valable pour tous est le yoga qui prend soin de la santé du corps physique, qui est le hatha yoga. Sans un corps physique sain et fort, le mental ne peut vibrer positivement avec le physique. Par conséquent, un désir de pratiquer le karma yoga par le biais de services à d'autres restera inefficace. En ce qui concerne la shaktipata et la kundalini yoga, seuls les sadhakas dotés d'une solide santé permanente peuvent entreprendre un travail aussi délicat. En fait, hatha yoga est le yoga de base qui prépare le physique et le mental pour la pratique de différentes techniques de yoga. Sans les jambes vous ne pouvez pas marcher, vous pouvez seulement ramper, et en rampant, il vous prendra beaucoup de temps et il vous sera très difficile de vous rendre là où vous voulez aller.

Sans le hatha yoga, les autres seront beaucoup plus difficiles à atteindre. Il y a des yogis qui, à cause de l'ignorance, négligent le corps physique. Ils pensent à atteindre le samadhi par la pratique du mantra yoga seul, ou bhakti, ou jnana yoga. Ce qui se passe est ceci - pendant toute leur vie, ils souffrent avec toutes sortes de maladies tout comme les gens ordinaires. Ils doivent continuer à prendre des médicaments quotidiens pour soulager leur corps, et enfin ils meurent après de grandes souffrances mentales et physiques. Alors comment pouvons-nous dire qu'ils ont eu une vie heureuse, et qu'ils ont atteint pacifiquement le salut ?

En ce qui concerne le salut, vous trouverez cette déclaration dans tous les Upanishad de yoga « Pour un être appelé un jivamukti ou une âme libérée, toutes les maladies doivent avoir disparu du corps, il doit devenir lumière pure brûlant dans le feu du yoga. » De cette citation, il est entendu que les maladies sont les ennemis du yoga. Cependant, pour vaincre l'ennemi, il faut utiliser l'armement de toutes les techniques de yoga.

Le nom que vous souhaitez donner à un yoga particulier que vous pratiquez n'a vraiment pas d'importance; l'idée est de vivre une vie paisible et harmonieuse en vous-même, et de quitter ce monde après avoir accompli tous les devoirs de cette naissance actuelle. Rappelez-vous que la mort est comme un long rêve. Dans le rêve endormi, tous les désirs de l'état de veille sont toujours avec vous et ils ne peuvent pas être contrôlés par la puissance de votre volonté. Supposez dans l'état de sommeil que vous rêvez de quelqu'un qui vous prend votre argent directement dans la pièce où vous dormez. Votre subconscient peut vous réveiller pour protéger votre appartenance. Cependant, dans le rêve de la mort, une telle impression ne fera que retarder votre processus d'évolution et augmenter la souffrance des désirs insatisfaits. Parce que le corps est mort, ainsi le subconscient ne peut pas vous réveiller pour satisfaire vos désirs en s'assurant que votre appartenance est toujours avec vous. Une pratique combinée de toutes les techniques de yoga permettra de préparer l'esprit, le corps et le subconscient pour profiter d'une vie paisible dans l'état de rêve ainsi qu'après la mort du corps.

GLOSSAIRE

Les mots Sanskrit sont donnés dans une transcription très simple pour aider les lecteurs à prononcer le mot correctement.

Les voyelles *a*, *i* et *u*. Le sanskrit possède ces trois voyelles les plus anciennes et les plus universelles des langues Indo-Européenne, dans la forme courte et longue. C'est *a* et *aa*, *i* et *ii*, *u* et *uu*. Ils doivent être prononcés de manière « continentale ou à l'italienne ». *C* est prononcé *ch*. *J* est prononcé *jh*.

AJNA: Centre psychique situé au milieu des sourcils.

ANAHATA: Centre psychique situé dans la poitrine sur la région du cœur.

APANA WAYU: L'un des cinq vents de la vie dans le corps, qui est responsable de tous les travaux vers le bas de l'air effectué dans le corps.

ASANA: Posture réalisée par les yogis.

BHANDHA: Contraction musculaire.

BHAKTI: L'amour spirituel dévotionnel.

BRAHMA: Le Créateur Suprême (Dieu).

BRAHMAN ou BRAHMIN: prêtre hindou appartenant à la caste supérieure de l'hindouisme.

CHAKRA: Centre psychique ou énergétique situé dans différentes parties du corps éthérique.

DARSHANA: Système philosophique ou point de vue. Dans l'hindouisme orthodoxe, il existe six principaux Darshans: Samkhya, Yoga, Vedanta, Niyaya, Mimamsa et Vaisheshika.

FAKIR: Ascétique ou mendiant possédant des merveilleux pouvoirs.

DIKSHA: Initiation donnée par le gourou.

GUNA: Un ingrédient ou un constituant de la Nature - une des trois qualités de la Nature qui imprègne toutes les choses créées. Elles sont: Satwa, Rajas, Tamas.

GOUROU: Maître spirituel ; un guide qui donne l'initiation.

GYANA yoga: Le yoga de la connaissance – À travers lui, on doit utiliser l'intellect comme un moyen d'atteindre la Réalisation de soi.

HAMSA: L'âme individuelle.

HATHA YOGA: Union du corps avec l'Esprit par la pratique de postures physiques spécifiques - Mélange d'énergies positives et négatives du corps.

IDA: Canal psychique situé sur le côté gauche du corps.

JIVAMUKTI: L'âme libérée.

KARMA: Effets positifs ou négatifs de toute action réalisée dans cette naissance ou les précédentes.

KRISHNA: Incarnation divine dans l'hindouisme.

KRIYA: Gestes symboliques, processus de nettoyage - actions ésotériques réalisées par les membres du corps.

KUMBHAKA: Rétention de la respiration dans les exercices respiratoires.

KUNDALINI: Energie divine qui dort dans le chakra Muladhara entre le sacrum et le génital.

MANIPURA CHAKRA: Centre d'énergie psychique situé au nombril.

MANTRA: Mot hermétique donné au disciple par le gourou pendant l'initiation, à chanter ou à répéter pour l'avancement spirituel.

MAYA: Illusion - une puissance invisible qui continue à dominer l'esprit et lui fait adopter l'irréel comme réel.

MUDRA: Gestes symboliques réalisés par le yogi pour contrôler les énergies positives et négatives dans le corps.

MUKTI: Libération - un état au-delà de la naissance et de la mort.

MULADHARA: Centre psychique situé entre le sacrum et le génital.

MOKSHA: Salut ou Libération.

NADI: Canal psychique dans lequel circule l'énergie subtile.

NADA: Son mystique ressenti à l'intérieur du corps.

NIYAMA: Première partie des règles morales et la discipline prescrite par la science du yoga (Yama est la deuxième partie).

OM: Son cosmique entonné comme Mantra pendant la méditation.

PANDIT: Connaisseur bien informé des écritures yogiques.

PATANJALI: Auteur bien connu de l'aphorisme du yoga, qui aurait vécu au IIe siècle (avant J.-C.).

PINGALA: Canal psychique situé sur le côté droit du corps.

PRANA WAYU: Vitalité de l'air ou de la vie dans le corps.

PURNA yoga: yoga holistique ou complet.

RAJASIC: Élément de passion (voir Guna).

RAJA YOGA: Un yoga royal, qui traite de la concentration et de la méditation.

RISHI: Sage ou grand maître de yoga.

SADHAKA: Chercheur spirituel ou étudiant de yoga avancé.

SAHASRARA ou SAHASRADAL: Le centre d'énergie le plus élevé au sommet de la tête - un lotus symbolique avec mille pétales situé au sommet de la tête.

SAMADHI: Un état transcendantal qui se produit pendant la pratique de la méditation.

SATSANGA: Réunion de chercheurs ou de dévots au cours de laquelle des pratiques spirituelles, des chants de dévotion et des méditations sont réalisées.

SATVIC ou SATWIC: Qualité de l'élément purifié (voir Guna).

SHAKTI: L'énergie spirituelle de sommeil virtuelle dans chaque être humain.

SHARNAGATI: Se livrer soi-même à la puissance divine intérieure.

SHASTRA: Écritures yogiques.

SHISYA: Élève ou disciple de yoga.

SHIVA: Mythiques dieux hindous qui sont censés guider et protéger les yogis.

SIDDHA: Un être parfait, une âme réalisée.

SIDDHI: Puissance miraculeuse.

SHUSHUMNA: Le principal canal psychique dans le corps.

SUTRA: Aphorisme, courts versets de yoga.

SVADHISTHANA: Centre psychique ou chakra situé sous la région du nombril.

TAMASIC: Un état ou une qualité léthargique (voir Guna).

UPANISHAD: Ecriture Yogique.

VEDA: Compilation des matériaux spirituels qui révèlent la tradition brahmanique.

SWAMI: Indien ascétique ou initié dans un ordre religieux.

SADHU: Mendiant ascétique.

VEDANTA: Un des trois grands systèmes philosophiques hindouistes.

VISHNU: Dieu hindou mythique ; la deuxième personne de la trinité Brahmanique.

VISHUDDHA: Centre psychique situé à la région de la gorge.

YAMA: Deuxième partie des règles morales et la discipline prescrite par la science du yoga (Niyama est la première partie).

YOGA: Une ancienne discipline psycho-physique pratiquée pour la première fois il y a des milliers d'années en Inde. Son but est d'unir le corps et l'esprit avec le Cosmique.

YOGI: Adepte de la science du yoga.

REFERENCES CITEES

Arundale, G.S. (1974). Kundalini: An Occult Experience: Madras, 1974.

Ayyangar, G.R. The Yoga Upanishads: Original translation of 20 Yoga Upanishads from Sanskrit, available on Hinduism E. Books.

Bess-Boss, A., Edelberg, D.(2009). The Everything Digestive Health Book: What you Need to Know to Eat Well, be Healthy, and Feel Great.

Bevalkar, S.K. (2006). Vedanta Philosophy: Jain Publishing Company, Victoria, Canada.

Bryant, W.W. (1918). Men of Science, Galileo: Society for Promoting Christian Knowledge, London,

Collison, D. (2006). If the Hunsa People Could Live to 100 + Years, So Can We: The Collison Newsletter (October, 20016).

Cramer, G.D., Darby, S.A. (2013). Clinical Anatomy Spine, Spinal Cord, and Ans.: Elsevier Health Science 3rd Edition, Cambridge, MA.

Emery, J. (2014), The Anatomy of the Developing Lung: Butterworth Heinement International Medical Publication.

Folgert, T. (2001). "Quantum Shamantum: Discovery 22 :37-43, Nothing is Solid & Everything is Energy: Scientific Explain.

Gevitz, N. (2004). The Dos Osteopathic Medicine in America: John Hopkins University Press, Baltimore, Maryland.

Gomez, M. (1987). The Dawning of Theosophical Movement: Quest Book, Wheaton, IL.

Hardward, R., Miller S., & Vasta, R. (2008). Child Psychology; Development in a Changing Society: Publisher Wiley, Hoboken, New Jersey, 5th Edition. Win Publishing, El Monte, California.

Johnson, L.R. (2003). Essential Medical Physiology 3rd Edition: Elsevier Academic Press, Cambridge, MA.

Johnson, L.R. (2013). Gastro-intestinal Physiology, Mosby Physiology Monogram Series, 8th Edition: Elsevier Health Science Academic Press, Cambridge, MA.

Misra, V. (1974). Patanjali Yoga Sutras With the Commentary of Vyasa and the Gloss of Vachaspati Misra: AMS Press, New York.

Mookerjee, A. (1982). Kundalini, the Arousal of the Inner Energy: Destiny Book, Rochester, Vermont.

Morrison, W.A. (2015). Synovial Fluid Analysis: Health line, December, 14, 2015.

Prabhupada, Swami, (1970). : The Vedanta Academi, gurukula).

Roth, S. M. (2006). Why Does Lactic Build-up in Muscles? And Why Does it Cause Soreness?: Scientific American Jan. 23. 2016.

Ryan, J. (1995, 2000). Little Girls in Pretty Boxes: Warner Book, New York.

Satchidananda, S. (1978). The Yoga Sutra of Patanjali: Holistic Yoga Publication, Yoga Ville, Virginia.

Sing, P. (1914). Hatha Yoga Pradipika: Original Translation from Sanskrit: Panini office, Allahabad, India.

Spivey, N. (2012). The Ancient Olympics: Oxford University Press. New York.

Schaeffer, M.R., Mendonca, C.T., Levangie, M.C. Anerson, R.E., Taissalo, T. Jensen, D. (2014). Physiological Mechanisms of Sex Differences in Exertional Dyspnea: Role of Neural Respiratory Motor Drive: Experimental Physiology Volume 99, issue 2, G. 427-441.

The Bible: King James Version, Published, in 1611.

Vasu. C. (1979). Gheranda Samhita : Original text, translated from Sanskrit: Shri Satguru Publication, Delhi, India.

Vasu C. Siva Samhita: Original translation from Sanskrit: Shri Satguru Publication, Delhi, India.

Xinnong, C, Deng, L. (2000). Chinese Acupuncture and Moxibustion: Publisher: China Book and Periodical, Inc.

www.ingramcontent.com/pod-product-compliance
Lightning Source LLC
Chambersburg PA
CBHW032133020426
42334CB00016B/1142